养阴法临床应用技巧

主编 张哲

U0334771

中国中医药出版社
·北京·

图书在版编目（CIP）数据

养阴法临床应用技巧/张哲主编 . —北京：中国中医药出版社，
2014. 5（2020.8 重印）

（中医治法临床应用技巧丛书）

ISBN 978 - 7 - 5132 - 1878 - 8

Ⅰ.①养… Ⅱ.①张… Ⅲ.①滋阴－基本知识 Ⅳ.①R254.1

中国版本图书馆 CIP 数据核字（2014）第 067051 号

中 国 中 医 药 出 版 社 出 版

北京经济技术开发区科创十三街 31 号院二区 8 号楼

邮政编码　100176

传真　010 64405750

三河市同力彩印有限公司印刷

各地新华书店经销

＊

开本 880×1230　1/32　印张 7. 625　字数 192 千字

2014 年 5 月第 1 版　　2020 年 8 月第 2 次印刷

书　号　ISBN 978 - 7 - 5132 - 1878 - 8

＊

定价　25. 00 元

网址　www. cptcm. com

《中医治法临床应用技巧丛书》
编委会

主　审　杨关林　吕晓东

主　编　张宁苏　马铁明

副主编　（以姓氏笔画为序）

吕　静　杨鹆祥　李文杰　张　哲　宫照东
殷东风

编　委　（以姓氏笔画为序）

丁凯凯	于　秀	于　希	马铁明	王　洋
王天娇	王玉霞	王安阳	王英明	王宝琦
王夏云	王晓红	王鸿琳	石　峰	石跃进
邢玉庆	邢向荣	吕　静	朱　颖	朱凌云
刘　洋	刘　悦	刘玉丽	刘争清	刘园园
刘松海	刘晓亭	齐文诚	关晓宁	许春艳
许南阳	孙　巍	杜　莹	杜　蕊	杜　毅
杨鹆祥	李　鹰	李凤珍	李文杰	李秋华
李霜峰	苏　妆	肖　蕾	张　立	张　宇
张　洁	张　哲	张宁苏	张胜男	欧　洋
荆　秦	宫照东	贾连群	殷东风	高　宏
唐　晶	唐广义	海　英	隋月皎	韩　宇
潘　琳	潘玉真	潘嘉祥		

序 言

  中医治法是在治则指导下，根据病机拟定的治疗方法，是指导制方的理论依据，它上承辨证审因，下统施治方药，是中医理论与临床实践相连接的关键。因此，对中医治法进行全面、深入、细致的探究，将会对中医学精髓的理解、运用和发展产生积极的影响。

  中医治法是方剂发展到一定数量时总结出来的组方规律，再反过来指导配方。从有方到有法，是认识上的一个飞跃。中医治法学的实践经验总结和其理论在古代朴素的唯物辩证法的影响与渗透下逐渐形成与发展起来，成为今天的格局，实则经历了一个漫长的过程。《内经》是研究治法的先驱，给治法奠定了基础，开创了先河。继《内经》之后，对治法作出巨大贡献的当首推汉代张仲景。他的医学巨著《伤寒杂病论》向后人垂示了各种热病、杂病方面最重要、最基本的治疗方法，且不断为后世医家所继承和发扬，历千年而不衰。随着医学思想、医学理论的进步，常带来治疗观念、治疗方法上的新突破。金元以前，医家墨守成规，不越仲景雷池，自刘河间起，百家争鸣，学旨各异，自辟门径，在治法方面也各具特色。清代程国彭著《医学心悟》，总结出著名的医门八法，"论病之情，则以寒热虚实表里阴阳八字统之。而治病之方，则又以汗和下消吐清温补八法尽之"，这是对多种方法做了由博而约的系统概括，并指出八法的制定是以八种辨证为依据。由于温病学派的崛起，叶天士、吴鞠通等大家在温病治法方面又进行了创新与发展。近年随着中医药事业的不断发展，中医治法更加丰富与完善。纵观中医治法，源流历历，宗脉井然，形成了特有的中医理论体系，并具有其他世界传统医学不可比拟的独特之处。

中医学的治法丰富多彩，这些极为丰富的治法是在辨证求因的基础上产生，针对不同的疾病运用不同的辨证方法，也就产生了许多相宜的治法。如有根据六淫风、寒、暑、湿、燥、火致病因素所制定的治法：祛风、散寒、除湿、润燥、清热、泻火等；有根据八纲辨证阴阳、虚实、表里、寒热所制定的治法：汗、吐、下、和、清、温、消、补八法等；有根据卫气营血辨证、按病势发展深浅的不同阶段而制定的治法：如辛凉解表（卫分）、辛寒清热（气分）、清营透热（营分）、凉血化斑解毒（血分）等；还有根据脏腑辨证所制定的治法：如补血养心、疏肝理气、清泻肺热、益气健脾、温肾壮阳等。

本丛书阐扬医理，博采众方，传古训之精华，集百家之验案，将中医治法的临床应用技巧加以整理，层次清楚，深入浅出，使读者不仅能在阅读病案的过程中加深对中医治法的理解，而且能在短时间内尽览医家诊病之心法、用药之心机，为众多有志于中医事业的后学者架起直入名医殿堂的阶梯。

辽宁中医药大学校长、教授　杨关林

2014 年 4 月

编写说明

  理、法、方、药是中医理论指导实践过程的四个基本环节，从理立法，依法统方，因方选药，此四者环环相承，理、法、方、药统一，将中医理论与临床实践结合起来，因此中医治法在中医临床实践中具有重要意义。为了更好地发挥中医治法应有的重要作用，引起医生的高度重视，我们选择临床常用治法进行单项论述，编写了《中医治法临床应用技巧丛书》，包括《清热法临床应用技巧》《温阳法临床应用技巧》《养阴法临床应用技巧》《活血法临床应用技巧》《理气法临床应用技巧》及《解表法临床应用技巧》六个分册。

  每册分概论与临床应用两部分。概论部分为综合论述，通过查阅大量中医古籍及近现代医学文献，理清了各中医治法的源流及发展动态、适应证、禁忌证、应用注意及代表方药，以便读者能够摸清各治法理论体系发展的清晰脉络并形成立体框架；临床应用部分以案例分析为主，以名家案例为载体，由浅入深，从基础到临床，详细解析了中医治法的具体临床应用技巧，以帮助读者很好地吸取前人的经验及教训，切实提高临床辨证论治的水平。

  本丛书在编写过程中，引用并参考了相关著作及文献，在此向原作者表示真挚的感谢。在临床病例引用时，为突出中医治法，在不改变原意的前提下，对部分案例及分析进行了改写。

  对于本丛书的编写，辽宁中医药大学与中国中医药出版社的领导予以高度重视，杨关林校长、吕晓东院长、肖培新主任给予了大量的技术指导，多位编辑认真工作，付出了辛勤的汗水，在此表示衷心感谢。

张宁苏 马铁明

2014 年 4 月 6 日

目 录

第一部分 养阴法概述

第一节 养阴法源流

养阴法是用生津养阴之品以滋补阴液的治疗方法，又称滋阴法。本法以《黄帝内经》（简称《内经》）"燥者濡之"之论为其立法依据，其总的作用是补充人体阴液的不足。具体而言，除了可以生津养液，直接补充人体阴液的消耗外，还有益水制火、养阴透邪、养阴敛阳等作用，适应于各种阴液亏虚之证。

临床根据阴精津液亏虚的病位不同，养阴法又可分为滋养心阴、滋补肺阴、滋养肝阴、滋阴潜阳、滋补肾阴、滋养肺胃、滋补肺肾、滋补肝肾等法。

养阴法常可与清热、通下、解表、息风、止血等法配合使用。在应用本法时，应注意阴虚伴有热象者，须兼以清热，可参"退虚热法"；另外，养阴药大多质地滋腻，故阴伤而有湿邪未化，或素体阳虚及脾胃虚弱便溏者应慎用。

养阴法的理论依据源于《内经》。《内经》首先提出中医学以阴阳互根、阴阳消长、阴阳转化的阴阳平衡学说为基础的生理、病理现象，如《素问·阴阳应象大论》曰"阴在内，阳之守也；阳在外，阴之使也"；《素问·生气通天论》曰"阴平阳秘，精神乃治"。《内经》还对阴液（包括精、津、液、血、髓等五种液体）及其生化出来的汗、尿、唾、涕、泪等分泌物的来源、性状、分布、生理功能等都进行了详细的描述。《内经》又对阴伤的病理变化做了论述，如《灵枢·本神》曰："五脏，主藏精者也，不可伤，伤则失守而阴虚，阴虚则无气。"因此，养阴保精便成为中医养生防病和治疗的一项根本原则。鉴于阴精之易亏而难成，历代医家均高度重视对阴精的护养，不断发展和完善养阴法则，并积累了丰富的经验。仲景继承《内经》养阴的重要学术思想，在《伤寒论》中始终贯穿着"扶阳气"和"存津液"的基本精神，其防病、抗病重视保津液的思想对后世影响很大，张仲景在六经辨证的汗、吐、下的祛邪治疗与扶正治疗中都讲究"存津液"。在《金匮要略》中创制了许多养阴之剂，如百合地黄汤、酸枣仁汤、麦门冬汤等名方，运用甘寒生津、酸甘化阴、咸寒滋阴、苦寒泻火滋阴、甘温滋阴养血类药物二十余味，论治精当、立法灵活、配伍严谨，为后世养阴法的发展做出了重要贡献。

唐·孙思邈在《千金要方》中对热病伤阴，首先采用大量甘寒多汁的滋阴药物为主以养阴生津兼清热。如地黄煎，用鲜生地黄汁为君，配合麦冬、鲜瓜蒌根、鲜地骨皮、葳蕤（即玉竹）等以滋阴生津。在运用解表、攻下等法则时，亦配合滋阴药物，如解表的葳蕤汤，攻下的生地黄汤，从而开滋阴解表、养阴攻下之先河。

宋·钱乙认为小儿脏腑柔弱，患病后则形成易虚易实、易寒易热的病机特点。他从金匮肾气丸中减桂附化裁为六味地黄丸，作为滋补肝肾之主方，后世誉为"直补真阴之圣药"，实为专主滋阴补肾之祖方。

元·朱丹溪提出"阴常不足，阳常有余"学说，丹溪是将"阴气"作为正气来认识的，《格致余论·阳有余阴不足论》曰："古人必近三十、二十而后嫁娶，可见阴气之难于成，而古人之善于摄养也。"他认为精血阴气最易耗损，故此示人七情五志不宜妄动以保持阴精的固密。他用四时五脏五行的学说，论证保阴的必然性。夏天"火旺则金衰……土旺则水衰，况肾水常借肺金为母，以补助其不足，故……古人于夏必独宿……保养金水二脏"；冬天"火气潜伏闭藏，以养其本然之真，而为来春发生升动之本"。提醒世人重视护养阴精。在治疗方面，丹溪主张的滋阴降火，实开后世医家治疗阴虚发热的先河，并创立滋阴说。他在医疗实践中以降火为主，滋阴为辅，倡用知柏滋阴补肾。

明清时期中医药学的发展，推动了养阴法继续发展完善。明代医家张景岳在《类经图翼·大宝论》《类经图翼·真阴论》《景岳全书·传忠录·阳不足再辨》等篇章中，反复讨论了真阴对人体的重要性，进一步完善养阴理论，提出了命门真阴论。认为真阴病之治，"舍命门，非其治也"，创制了玉女煎、一阴煎、化阴煎等众多滋阴降火方剂。提出"善补阴者，必于阳中求阴，则阴得阳升而泉源不竭"的理论，并创制了左归饮、左归丸、保阴煎等众多滋阴补血、益精补肾方剂。其临床辨证，对阴甚为注重，在《景岳全书·杂证谟》论述证治的六十八证中，4/5以上涉及阴虚，从理法方药全面论述了养阴法，从而建立了养阴学说。此时期为温病学发展成熟时期，温病学家对发展完善养阴法做出了杰出贡献，养阴法及其临床运用更加丰富多彩。温病最易伤津耗液，诚如叶天士所言，"热邪不燥胃津，必耗肾液"，特别是温病后期，阴伤现象尤多，而阴液之存亡与温病预后有着密切关系。吴锡璜指出温病治疗"存得一分津液，便有一分生机"，治疗温病宜时刻顾其津液，养阴法在温病治疗中，无疑有着重要的分量。《温病条辨》作为温病学的代表作，对养阴法论述甚详，为养阴学说的发展做出了不可泯灭的贡献。其确立了"治上焦如羽，非轻不举""治中焦如衡，非平不安""治下焦如权，非重不沉"的三焦治疗温病原则，为温病的辨证论治及处方选药提供了理论依据和临床范例，系统全面地总结了前贤和他自己救治温病伤阴的经验，且辨证井然，立法周全，遣药精巧，理足方效，可谓集温病学说之大成。吴氏救阴，自成家法。观《温病条辨》云"本论始终以救阴精为主"，"温热伤人身之阴，故喜辛凉甘寒甘咸，以救其阴"。在整个温病治疗过程中，时时注意养护阴液，认为"存得一分津液，便有一分生机"，开创了温病不同阶段养阴之先河，创制了治疗上、中、下三焦不同情况之养阴方剂约四十方，如甘寒生津之沙参麦冬汤，咸寒滋液的加减复脉汤，以及甘咸合用的增液汤等，在临床上广为运用，体现吴鞠通"以补阴之品为退热之用"的思想。其养阴学术思想极大地丰富和发展了中医学养阴理论，为中医临床实践提供了宝贵的经验。清代著名医家王孟英认为，肺金为水之上源，培金则能生水；胃为五脏六腑之化源，胃津充则五脏六腑俱得其灌溉濡养，而且肺胃之阴得以濡养，则津液之源不断，肝肾之阴自亦得其庇护滋养。药物选用石斛、沙参、玉竹、百合、麦冬、西洋参、玄参、芦根、连皮梨、蔗梢等，体现以清淡甘凉之品濡养肺胃为补阴大法。王氏养阴，并非全用养阴之品，而是着眼于清除耗阴之病邪，去除耗阴之原因，即所谓"泻阳补阴"，寓养阴法于临床各法之中，起到间接的养阴作用。在立法用药上，主张以甘凉柔润、咸寒重镇为总则。

近代著名中医学家张锡纯衷中参西，著述《医学衷中参西录》中所创一百六十余首方剂有五十余首用到养阴法。至现代，随着中西医结合治疗疾病的发展，养阴法在临床上的应用更加广泛。国医大师李辅仁在治疗疾病时常加入和胃健脾、补肾填精之品用以顾护阴液，多以甘寒之品清热润燥、养阴生津。国医大师李玉奇精研脾胃病三十余年，重视萎缩性胃炎中期治以益胃养阴、消痈散结，研制出胃福颗粒、养阴清胃颗粒等部批三类新药，在中医脾胃病领域独树一帜，享有很高的声誉。

第二节　治法分类

一、滋养心阴法

【释义】滋养心阴法指甘寒柔润以滋补心脏阴液的一种治法。适用于心悸怔忡、失眠多梦等心阴耗损，心失所养之证。

【具体应用】心阴虚之心悸、失眠，治宜滋阴养心，安神定悸。临证时，若心经阴血亏虚、心火偏旺、肾阴暗耗，可选天王补心丹，本方亦用于心阴虚之虚劳、盗汗、郁证等；若心经热甚，心悸失眠突出，可加朱砂安神丸；若心阴不足，耗夺肾水，心火自焚，当选黄连阿胶汤，本方亦用于心肾不交的失眠；若心肝阴血不足之心悸、虚烦不眠，方用一贯煎合酸枣仁汤，或用珍珠母丸以滋阴宁神，营血不足、阴虚阳亢的虚烦不眠，常用酸枣仁汤以养心安神。消渴上消之心营耗伤，宜养心清热，方选麦冬饮子。若热病伤及心阴，则宜甘润存阴，滋阴补血，方用加减复脉汤。

【使用注意】临床上本法常与益心气、养心血、滋肾阴以及安神等法联合应用。

二、滋补肺阴法

【释义】滋补肺阴法指用甘润滋补以养肺阴、生肺津，即补益肺系阴液的一种治疗方法。本法凉润生津内寓辛宣气机，用药尤贵轻灵平和，取轻巧凉润能上走高位，再得辛宣以敷布津液，使肺金阴液得复。适用于各种肺阴亏虚之证。

【具体应用】咳嗽、小儿顿咳见肺阴虚证，治宜佐以肃肺止咳，方用沙参麦冬汤化裁，本方亦用于虚劳之肺阴虚证。若主要表现为肺失濡润清肃，可改用百合固金汤；肺阴虚咳喘，也可用补肺阿胶汤。肺痨者宜佐以抗痨止咳，方选月华丸加减，并可另服朱丹溪的琼玉膏；咳血宜佐以凉血止血，方用百合固金汤合四生丸加减；肺痿方选麦门冬汤加味，或用清燥救肺汤化裁。肺阴虚之子喑，宜用养金汤以滋阴养肺；子嗽宜配以止嗽安胎，方用百合固金汤去当归、熟地黄，加桑叶、阿胶、百部。肺阴虚常致虚火内灼，炼液为痰，灼络出血，故本法以滋阴润肺为主，常配以清热退蒸、化痰止咳之品，以使阴复热退，肺之宣降功能正常。

【使用注意】临床上本法也常与益肺气、滋肾阴、止血等法配伍运用。

三、滋养肝阴法

【释义】滋养肝阴法指用甘寒柔润之品滋补肝阴、育养肝体的一种治疗方法。适用于各种肝阴亏虚之证。

【具体应用】胁痛之肝阴虚者，治宜甘寒酸敛以养阴柔肝止痛，方用一贯煎，本方亦加减用于肝阴虚之月经后期、量少、闭经等病；肝阴虚之崩漏，乃由阴虚内热、迫血妄行所致，治宜滋补肝肾，调经止崩，方用调肝散；肝阴不足，清窍失养之头痛、眩晕，宜养肝明目，方选明目地黄汤；肝阴虚之虚劳证，方用补肝汤。

【使用注意】本法在临床应用时，常与平肝潜阳、安神镇惊、滋补肾阴、疏肝理气等法配合使用。

四、滋阴潜阳法

【释义】滋阴潜阳法指用滋阴与重镇潜降之品，以滋养肝肾之阴，镇潜上亢之阳的治疗方法。又称育阴潜阳法。适用于肝肾阴虚而肝阳上亢之证。

【具体应用】阴虚阳亢之眩晕，多用杞菊地黄丸合天麻钩藤饮加潜阳药物，经行眩晕亦可用一贯煎加蒺藜、甘菊、决明子，妊娠眩晕常用杞菊地黄丸加石决明、龟甲、钩藤、白蒺藜以育阴潜阳；头痛治宜平肝潜阳，常用天麻钩藤饮去栀子、益母草，加菊花、夏枯草、苦丁茶、珍珠母之类；耳聋、耳鸣者治宜滋水涵木，用左归丸或知柏地黄丸合天麻钩藤饮加磁朱丸等方药化裁。

【使用注意】临床应用本法时，须注意明辨阴虚与阳亢的程度，以明确治疗中滋阴与潜阳的用药比例。

五、滋补肾阴法

【释义】滋补肾阴法是通过咸寒阴柔静补之品以填补培植元阴的一种治法。适用于各种肾阴亏虚之证。

【具体应用】肾阴虚之遗精，治宜滋肾阴、泻虚火，方选知柏地黄丸,本方合二至丸加减以治肾阴虚之尿浊。肾精不足,阴虚火扰的腰痛,方用六味地黄丸;若肾虚火旺,可选滋阴八味丸;精亏甚者,宜用左归丸,后方亦可用于治疗肾阴虚的虚劳、眩晕、头痛等病。心肾阴虚的胸痹,可用左归丸配以活血化瘀之品。肾阴不足,内热较甚的耳鸣、耳聋,可用滋阴地黄汤以滋阴清热。肾阴虚之消渴,治宜滋阴固肾,以六味地黄丸重用山药、山萸肉等,或用左归饮。不寐者宜佐以安神定志,方用六味地黄丸合黄连阿胶汤加减。子喑可用六味地黄丸加沙参、麦冬。月经后期、量少等可用左归饮或加减一阴煎;经断前后诸症,可用左归饮加制首乌、龟甲或坎离既济丸。尿血时宜兼以止血,可用大补阴丸合小蓟饮子。牙宣宜佐以益髓坚齿,方用六味地黄丸加枸杞、龟甲、杜仲;兼胃热者用玉女煎加女贞子、菟丝子。脓耳者用知柏八味丸加木通、夏枯草、桔梗、鱼腥草等以解毒除湿;知柏八味丸加减亦可用于肾阴虚的脱疽。若热病邪热久稽,热灼真阴,则宜滋阴养液清热,方用加减复脉汤。

【使用注意】临床应用本法时,常与养肝阴、息肝风等法联用。

六、补肾益精法

【释义】补肾益精法指用阴柔滋腻之品以填补肾精的治疗方法。适用于肾虚精亏、髓海空虚之证。

【具体应用】精亏髓虚的小儿解颅病,治宜补肾益髓,益气养血,方用补肾地黄丸;五迟、五软者,方选加味六味地黄丸。髓海空虚的眩晕,则宜用左归丸以补肾益精;耳鸣、耳聋可选用耳聋左慈丸加减以补肾益精,滋阴潜阳。虚劳、头痛、下消、阳痿、遗精、经少、经闭、不孕等病见肾精不足证时,治宜益肾填精,方选大补元煎、河车大造丸等;月经过少也可用归肾丸或当归地黄饮,不孕症也可用养精种玉汤加女贞子、旱莲草,或清骨滋肾汤加黄柏、龟甲以滋养阴血,调冲益精;恐惧伤肾的阳痿,宜用大补元煎加酸枣仁、远志等补养心肾。健忘宜佐以安神,方用六味地黄丸加酸枣仁、五味子、远志等。腰痛治宜补肾壮腰通络，方用青娥丸，甚者用补髓丹，若属老弱久病、肾衰络虚之腰痛，可用加味青娥丸以温养肝肾，填补奇经，通络蠲痹。产后身痛，宜佐以养血祛风，强壮筋骨，方用养荣壮肾汤加秦艽、熟地黄。肾虚精亏血少的滑胎，方用加减苁蓉菟丝子丸。肾虚阴挺，治当补肾固脱，宜用大补元煎或当归养荣散。水肿少退而肾精未复者，治当温肾固摄，填补精气，方选无比山药丸。骨瘤后期，治以补益肾气，散肿破坚，方用调元肾气丸。

【使用注意】本法在临床应用时，常可与补肝血、益脾气、滋肾阴、固涩止遗等法配用。

七、补益胃阴法

【释义】补益胃阴法是用甘寒清降之品以滋胃阴，润燥土，使"阳明燥土，得阴则安"，恢复其和降生理特性的一种治法。适用于各种阴伤胃燥、胃阴亏虚之证。

【具体应用】温病后期见胃阴被损，治当甘寒养胃，方用益胃汤，本方亦用于虚劳脾胃阴虚之证，佐枇杷叶、柿蒂、刀豆子等和中降逆以治呃逆。胃阴虚的胃脘痛，治宜养阴和胃缓痛，方用一贯煎加减，或用益胃汤酌加香橼、佛手、绿萼梅等理气而不伤阴之品；呕吐治用麦门冬汤酌加石斛、天花粉、玉竹、竹茹等加强滋养胃阴、降逆止呕之效；噎膈者可用沙参麦冬汤合五汁饮加减。消渴中消治宜甘淡养胃，凉润生津，方选祛烦养胃汤、玉泉散、五阴煎化裁。厌食之胃阴虚证，可用养胃增液汤以养胃育阴。水肿因利水伤及胃阴，治宜甘淡复胃，调补脾阴，方用致和汤加怀山药、党参。

【使用注意】本法用药宜甘淡养阴而不腻滞，以免壅滞中焦，妨碍运化；须用滋腻之品时，应配以促脾运化之品，如麦门冬汤之用半夏，使生津与燥湿相反相成。临床运用此法，亦常与养肝阴、滋肺阴、降逆止呃等法配伍。

八、滋补肺胃法

【释义】滋补肺胃法是通过甘寒濡润的药物以滋养肺胃津液的治法。又称甘寒生津法。适用于肺胃阴伤之证。

【具体应用】风温余热未净，肺胃津伤，治宜用沙参麦冬汤甘寒生津，滋养肺胃，本方亦用于秋燥肺胃阴伤之证。小儿夏季热之暑伤肺胃，气阴两伤，治当清暑益气，养阴生津，方用王氏清暑益气汤。火旺伤阴之中消，则治当清养肺胃，方选生津甘露饮或竹叶石膏汤。燥热内蕴，肺胃津伤之肺痿，治宜清热润燥，养阴生津，方用麦门冬汤合清燥救肺汤。

【使用注意】本法只宜用于肺胃阴伤而邪热已衰者，若肺胃阴液虽伤而邪热仍盛，可配合辛寒清气法。用药应以清润为主，不可重浊滋腻，在滋润中尚须注意调畅气机，必要时可加砂仁以畅气机，有利于津液的恢复。

九、滋补肺肾法

【释义】滋补肺肾法是通过甘寒及咸寒濡润的药物以滋养肺肾阴液的治法。又称金水相生法。本法适用于各种肺肾阴虚之证。

【具体应用】肺肾阴虚之咳嗽、咯血，治宜滋养肾阴，润肺止咳，方用人参固本丸或百合固金汤加减，后方亦化裁用于肺肾阴虚的失音、鼻槁。喘证治宜滋阴纳气，方选生脉散合七味都气丸加减。久病虚劳，损及肺肾之阴，则宜养阴润肺，滋肾益精，方用拯阴理劳汤与大补元煎合方化裁。消渴病治宜润肺滋肾，生津止渴，方用二冬汤合六味地黄丸加减，或选用麦味地黄丸。肺肾阴虚的百合病，可用百合地黄汤以滋阴清热，金水并调。瘰疬后期见肺肾阴虚者，可用六味地黄丸加减以滋肾补肺。

【使用注意】本法在临床应用时，根据不同情况，常与润肺止咳、补益肺气、清退虚热、固涩止遗、止血等法联用。

十、滋补肝肾法

【释义】滋补肝肾法是通过阴柔静补之品以填补肝肾阴液和精血的治疗方法。适用于肝肾阴虚以及肾精肝血不足之证。

【具体应用】肝肾阴虚的胁痛，可用一贯煎合六味地黄丸加减；腰痛可选左归丸。虚劳方用大补阴丸。眩晕宜用杞菊地黄丸，本方亦化裁用于肝肾阴虚的近视、远视、视瞻昏渺、瞳神紧小、青风内障、圆翳内障；若偏精血亏甚，可选用加减驻景丸；高风内障、云雾移睛，方选明目地黄丸加减。肝肾阴虚之鼓胀，宜佐以凉血化瘀，方用六味地黄丸或一贯煎合膈下逐瘀汤加减。肝肾不足的脏躁，则宜滋肾清肝，养心安神，方用百合地黄汤合滋水清肝饮，后方亦用于阳伤肝郁之内伤发热，加鸡内金、茯苓、青皮，以治疗肝肾阴虚的经前乳胀。肝肾阴虚之鼻衄，宜佐以凉血止血，方用知柏地黄丸加旱莲草、藕节、阿胶等。肝肾精血亏虚之痿证，治宜滋补肝肾，填精益髓，方用虎潜丸化裁。精气虚衰之耳鸣、耳聋，当佐以宣通上窍，方用大补元煎加阿胶、五味子、石菖蒲、远志。中风半身不遂属肝肾亏损，筋骨失养，宜用地黄饮子加减；若为肾精虚亏的言语不利，可佐以利窍开音，用地黄饮子去桂、附，加桔梗、木蝴蝶、石菖蒲、郁金、地龙等。圆翳内障属肝肾精血两亏，兼阳亢动风者，可常服石斛夜光丸以滋阴平肝明目。五迟宜用加味六味地黄丸以补肾养肝。斑秃之肝肾不足者，宜用七宝美髯丹。肝肾虚损的痛经，可用调肝汤或益肾调经汤以益肾养肝止痛；闭经方用归肾丸、加减苁蓉菟丝子丸或滋肾补冲丸以补肾养肝调经，归肾丸亦可用于脏阴亏损的外阴白色病变，加减苁蓉菟丝子丸加黄精、生地黄、鳖甲养精滋血，以疗虚损型盆腔疼痛证。损伤后期，肝肾虚弱者，宜选用壮筋养血汤、生血补髓汤、健步虎潜丸；习惯性脱位，可用补肾壮筋汤。流痰初期，治以补益肝肾为主，温经通络、散寒化痰为辅，方用阳和汤合芩部丹。

【使用注意】本法在临床应用时，根据病情变化，可与平肝息风、安神、固涩止遗、调理冲任等法联用。

第三节　常用药物

一、沙参

【性味与归经】甘，微寒。入肺、胃经。

【功效】润肺止咳，养胃生津。

【临床应用】

1. 用于肺虚有热之干咳少痰或久咳声哑等症。沙参功能清肺养阴，且益肺气，为治肺虚热咳的要药，常与川贝母、麦冬等配伍。

2. 用于胃阴耗伤之津少口渴等症。沙参甘凉柔润，能养胃阴而复津液，故可用于热病伤津之舌绛口渴等症，常与麦冬、生地黄、石斛等品同用。

【用量与用法】北沙参 4.5 ~ 9g，南沙参 9 ~ 15g，煎服。鲜者用量加倍。

【应用特点】不宜与藜芦同用。沙参有南北之分，南沙参与北沙参是两种植物，一般认为两药功用相似，但南沙参偏于清肺祛痰，养胃生津的作用较差；北沙参养胃生津的作用较佳。

【文献摘录】

《神农本草经》（以下简称《本经》）：主血积惊气，除寒热，补中，益肺气。

《本草纲目》：清肺火，治久咳肺痿。

《本经逢原》：有南北二种，北者质坚性寒，南者体虚力微。

二、天冬

【性味与归经】甘、苦，大寒。入肺、肾经。

【功效】润肺止咳，养阴生津。

【临床应用】

1. 用于肺阴受伤之燥咳、咯血等症。天冬功能养阴清热而润肺，故可用于肺虚有热之干咳少痰、咯血等症，常与麦冬、沙参、生地黄等配伍。

2. 用于阴虚内热之口渴等症。天冬能滋阴生津，凡遇热病伤阴、阴虚内热之津少口渴等症，可与生地黄、麦冬、石斛等同用。

【用量与用法】6~12g，煎服。

【应用特点】天冬为一味甘寒清润的药物，善治肺肾虚热。用于上焦，能清肺热而养肺阴；用于下焦，能滋肾养阴，且可润燥滑肠。如属脾胃虚弱泄泻者，不宜应用。

【文献摘录】

《本经》：主诸暴风湿偏痹，强骨髓，杀三虫。

《药性本草》：治肺气咳逆，喘息促急，肺痿生痈吐脓，除热，通肾气，止消渴。

《本草纲目》：润燥滋阴。

三、麦冬

【性味与归经】甘、微苦，微寒。入心、肺、胃经。

【功效】清心润肺，养胃生津。

【临床应用】

1. 用于肺阴受伤之燥咳、咯血，以及心烦不安等症。麦冬为清润之品，既能润肺止咳，又能清心降火。用治肺虚热咳、咯血等症，可与沙参、天冬、生地黄等配伍；用于清心除烦，可与竹叶卷心、莲子心等同用。

2. 用于津少口渴等症。麦冬能滋养胃阴而生津，故可用于阴虚内热、胃阴耗伤、津少口渴等症，常与石斛、沙参、天冬、生地黄、玉竹等配伍应用。

【用量与用法】6~12g，煎服。

【应用特点】麦冬味甘气凉，质柔多汁，长于滋燥泽枯，养阴生津，善治肺胃虚热，且能清心除烦。本品又有清热润燥滑肠之功，与玄参相似，两药常相须配合，用于热病伤津、肠燥便秘。如属脾胃虚寒，大便溏泻或有湿滞者，不宜应用。麦冬与天冬，都是甘寒清润的药品，两者养阴润燥的功效相似，故对肺阴受伤、干咳少痰等症，常配合同用。但麦冬润肺，又能养胃清心；天冬润肺，又能滋肾，性较寒凉。如胃阴不足之心烦躁渴等症，多用麦冬；肾阴亏损之潮热遗精等症，则多用天冬。

【文献摘录】

《本经》：主心腹结气，伤中伤饱，胃络脉绝，羸瘦短气。

《名医别录》：疗虚痨客热，口干燥渴……定肺气，安五脏。

《本草蒙筌》：天麦门冬并……能祛烦解渴，止咳消痰，功用似同，实亦有偏胜也。麦门冬……每每清心降火，使肺不犯于实邪，故止咳立效；天门冬……屡屡滋肾助元……故消痰殊功。

四、石斛

【性味与归经】甘，微寒。入肺、胃、肾经。

【功效】滋阴，养胃，生津。

【临床应用】用于热病伤阴之口干燥渴，或病后津亏虚热，以及胃阴不足之舌绛、少津等症。石斛用于阴虚内热之口干燥渴以及胃阴不足之舌绛少津等症，常与麦冬、沙参、生地黄等品配伍。鲜者清热生津之功较佳，故凡遇热病肺胃火炽、津液已耗、舌绛干燥或舌苔变黑、口渴思饮者，可用新鲜石斛。

【用量与用法】6～12g，煎服。鲜者用量加倍。

【应用特点】石斛一药，作用较为单纯，主要用于养胃阴，清虚热。它的养胃生津之功较麦冬为佳，但无润肺止咳、清心除烦的作用。

【方剂举例】清热保津法（《时病论》。鲜石斛、鲜生地黄、天花粉、麦冬、连翘、参叶）。治温热有汗，风热化火，热伤津液，舌苔变黑。

【文献摘录】

《本经》：主伤中，除痹，下气，补五脏虚劳羸瘦，强阴，久服厚肠胃。

《本草衍义》：石斛治胃中虚热有功。

《本草正义》：金石斛则躯干较伟，色泽鲜明，能清虚热，而养育肺胃阴液者，以此为佳。

五、玉竹

【性味与归经】甘，平。入肺、胃经。

【功效】滋阴润肺，养胃生津。

【临床应用】用于肺阴受伤之肺燥咳嗽、干咳少痰，以及胃热炽盛之津伤口渴、消谷易饥等症。玉竹有润肺养胃、生津增液的功效，适用于肺胃燥热之症，常与沙参、麦冬、天冬等配伍同用。

【用量与用法】6~12g，煎服。

【应用特点】玉竹原名为葳蕤，又称萎蕤，味甘多脂，质柔而润，长于养阴，补而不腻，故适用于内热燔灼、耗伤肺胃阴液的证候。它养阴润肺的功效，与天冬、麦冬相近似，但天冬能滋肾，麦冬可清心，玉竹则专治肺胃燥热，三者各有所长。本品虽为养阴之品，然无滋腻之性，故补阴而不恋邪，可用于素体阴虚、感受外邪而致的发热、无汗、恶寒、咳嗽、咽干口渴等症，可与葱白、豆豉、薄荷、桔梗、白薇、甘草等同用。

【文献摘录】

《本经》：主中风暴热，不能动摇，跌筋结肉，诸不足。

《药性本草》：主时疾寒热，内补不足，去虚劳客热。

《本草纲目》：主风温自汗灼热，及劳疟寒热。

六、百合

【性味与归经】甘，微寒。入心、肺经。

【功效】润肺止咳，宁心安神。

【临床应用】用于肺燥或肺热咳嗽等症。本品甘寒，能清肺润燥，对肺燥或肺热咳嗽等症，常与麦冬、沙参、贝母、甘草等配合应用。本品有宁心安神作用，用于热病后余热未清、神思恍惚之症，与知母、地黄等配合应用。此外，本品还能养胃阴、清胃热，对胃阴虚有热之胃脘疼痛亦宜选用。

【用量与用法】6～12g，煎服。

【应用特点】百合具有润肺止咳、清心安神的作用，尤其是鲜百合更甘甜味美，特别适合养肺、养胃之人食用，一些心悸患者也可以适量食用。但由于百合偏凉，风寒咳嗽、中寒便滑者忌服。

【文献摘录】

《本经》：邪气腹胀心病，利大小便，补中益气。

《名医别录》：除浮肿胪胀，痞满寒热，通身疼痛，及乳难喉痹，止涕泪。

《大明本草》：安心定胆，益志养五脏。

七、枸杞子

【性味与归经】甘，平。入肝、肾经。

【功效】补肾益精，养肝明目。

【临床应用】用于肝肾不足之遗精、腰膝酸痛，以及头晕、目眩等症。枸杞子有补益肝肾之功，不论肾阴虚亏或肾阳不足，皆可应用。治肾虚遗精等症，常与巴戟天、肉苁蓉、沙苑子等配伍应用；用于头晕目昏等症，可与菊花、地黄、山萸肉等配伍。

【用量与用法】6～12g，煎服。

【应用特点】枸杞子味甘性平，柔润多液，是一味补养肝肾的药品，功与沙苑子、菟丝子相近似。三药虽都是平补阴阳之品，但沙苑子、菟丝子两药助阳之功胜于养阴，故归入助阳药；枸杞子则滋阴之功胜于助阳，且补益作用较佳。本品配以熟地黄，则补肝滋肾；配以菊花，则养肝明目；配以黄精，则补精益气。凡肝肾不足的疾患，都可配用。本品虽为临床常用药物，但如有外邪实热、脾虚湿滞及肠滑便溏者，不宜应用。

【文献摘录】

《食疗本草》：坚筋骨……除风去虚劳，补精气。

《汤液本草》：主心病嗌干……渴而引饮，肾病消中。

《本草纲目》：能补肾润肺，生精益气，此乃平补之药，所谓精不足者补之以味也。

《本草图解》：补肾益精……而消渴、目昏而腰痛膝痛，无不愈矣。

八、女贞子

【性味与归经】甘、苦，平。入肝、肾经。

【功效】补肾滋阴，养肝明目。

【临床应用】用于肝肾不足之头晕、耳鸣、两目昏糊、头发早白等症。女贞子能滋养肝肾之阴，为一味清补的药品。在临床上常与桑椹、旱莲草等配伍，用于肝肾阴亏之头晕耳鸣、眼目昏糊、头发早白等症。

【用量与用法】6～12g，煎服。

【应用特点】女贞子滋养肝肾的功用与枸杞子、桑椹相近。但枸杞子能平补阴阳，用治肝肾不足，不论阴虚、阳虚，都能适用；桑椹补肝肾之阴，且能补血；而女贞子则只能滋阴，不能助阳，偏治肝肾阴虚，并无补血作用。此药性质平和，作用较缓，久服始能见功。本品多用易致滑肠，如脾胃虚寒泄泻者，不宜应用。

【文献摘录】

《本经》：味苦平，主补中，安五脏。

《本草纲目》：强阴，健腰膝，发白发，明目。

《本草备要》：益肝肾，安五脏，强腰膝，明耳目，乌须发，补风虚。

九、龟甲

【性味与归经】咸、甘，平。入肾、心、肝经。

【功效】滋阴潜阳，益肾健骨。

【临床应用】

1. 用于肾阴不足之骨蒸劳热、潮热盗汗，或阴虚阳亢，以及热病伤阴、阴虚风动等。本品能滋肾阴而潜浮阳。在临床应用方面，治阴虚发热，可与地黄、知母、黄柏等配伍。用治阴虚阳亢，可与生牡蛎、鳖甲、白芍、生地黄等配伍；若阴虚而动风者，再增入阿胶、鸡子黄等品，以滋液而息风。

2. 用于腰脚痿弱、筋骨不健、小儿囟门不合等症。龟甲能益肾阴而健骨，故可用于筋骨不健、囟门不合等症，可与牛膝、锁阳、当归、芍药等品同用。

3. 用于血热所致的崩漏等症。本品有滋阴益血的功效，能益肾阴而通任脉，且性平偏凉，故可用于血热所致的崩漏等症，可配合地黄、旱莲草等同用。此外，本品还可用于难产之症，可与当归、川芎、牛膝等品配伍。

【用量与用法】9～24g，先煎。本品经砂炒醋淬后，更容易煎出有效成分，并除去腥气。

【应用特点】龟甲与鹿茸两药，都能益肾而健骨，可用治筋骨痿软的病证。但是龟甲益肾阴而通任脉，能滋阴潜阳、补血止血，治阴虚发热、血热崩漏，又可用于难产；鹿茸则助肾阳而补督脉，能温肾助阳、生精补髓，治肾阳不足、血崩漏下属于虚寒者。两药一为补阴，一为助阳，作用不同。如果阴阳两虚，又可配合应用。

【文献摘录】

《本经》：主漏下赤白，破癥瘕痃疟，五痔阴蚀，湿痹四肢重弱，小儿囟不合。

《本草纲目》：治腰脚酸痛，补心肾，益大肠，止久痢久泄，主难产，消痈肿，烧灰敷臁疮。

《本草备要》：滋阴……治阴血不足，劳热骨蒸，癥瘕崩漏，五痔难产，阴虚血弱之证。

十、鳖甲

【性味与归经】咸，平。入肝、脾、肾经。

【功效】滋阴潜阳，散结消痞。

【临床应用】

1. 用于肾阴不足之潮热盗汗，或阴虚阳亢，以及热病伤阴、阴虚风动等。鳖甲能滋肝肾之阴而潜纳浮阳。治阴虚潮热，常配青蒿、地骨皮等同用；治阴虚阳亢动风，常与龟甲、牡蛎、白芍、阿胶等同用。

2. 用于久疟、疟母、胸胁作痛及月经不通、癥瘕积聚等症。本品能软坚散结，且可破瘀通经，故适用于久疟、疟母、胸胁作痛及月经不通、癥瘕积聚等症，可与三棱、莪术、青皮、香附、红花、桃仁等配伍应用。

【用量与用法】9～24g，先煎。

【应用特点】鳖甲与龟甲都能滋阴潜阳，治虚热盗汗及阴虚阳亢等，两药往往同用。但鳖甲清虚热的作用较强，且能通血脉、破瘀散结，可用于肝脾肿大、月经闭止；龟甲则补血止血、益肾健骨，可用于崩漏下血及筋骨痿软。

【文献摘录】

《本经》：主心腹癥瘕坚积，寒热，去痞息肉，阴蚀痔恶肉。

《名医别录》：疗温疟，血瘕，腰痛，小儿胁下坚。

《药性本草》：除骨热，骨节间劳热……妇人漏下五色，下瘀血。

《本草纲目》：除老疟、疟母。

十一、黄精

【性味与归经】甘，平。入脾、肺、肾经。

【功效】补气养阴，健脾，润肺，益肾。

【临床应用】

1. 用于阴虚肺燥之干嗽少痰，肺肾阴虚之劳嗽久咳。本品甘平，能养肺阴，益肺气。治疗肺金气阴两伤之干咳少痰。多与沙参、川贝母等合用。本品不仅补益肺肾之阴，还能补益脾气脾阴，有补土生金、补后天以养先天之效，适用于肺肾阴虚之劳嗽久咳。

2. 用于脾胃虚弱。主治脾胃气虚之倦怠乏力、食欲不振、脉象虚软，可配党参、白术等同用；若脾胃阴虚出现口干食少、饮食无味、舌红无苔，可与石斛、麦冬、山药等同用。

3. 用于肾精亏虚，内热消渴。本品能补益肾精，延缓衰老，改善头晕、腰膝酸软、须发早白等早衰症状。治疗内热消渴，常配以生地黄、麦冬、天花粉。

【用量与用法】9～15g，煎服。

【应用特点】黄精与山药均为气阴双补之品，性味甘平，主归肺、脾、肾三脏。然黄精滋肾之力强于山药，而山药长于健脾，并兼有涩性，较宜于脾胃气阴两伤之食少便溏及带下等症。

【文献摘录】

《日华子本草》：补五劳七伤，助筋骨，生肌，耐寒暑，益脾胃，润心肺。

《本草纲目》：补诸虚……填精髓。

十二、明党参

【性味与归经】甘、微苦，微寒。入肺、脾、肝经。

【功效】润肺化痰，养阴和胃，平肝。

【临床应用】

1. 用于肺阴虚证。本品能养肺阴，润肺燥，并清肺化痰。治疗肺阴虚燥热内盛所致的干咳少痰、痰黏不易咳出、咽干等症，常与沙参、川贝母、天花粉等滋阴润肺、清热化痰药同用。

2. 用于脾胃阴虚证。本品入于脾胃，能养阴清热，生津止渴。治疗热病耗伤胃津，或脾阴不足，而见咽干口燥、舌红少津、食少呕恶等症。常与太子参、麦冬、山药等养阴清胃、健脾生津药同用。

3. 用于肝阴不足、肝热上攻之眩晕、头痛、目赤。本品还略有滋阴平肝、清肝降火之功，治疗阴虚阳亢之眩晕、头痛，可与白芍、石决明等滋阴平肝药同用；治疗肝火目赤，可与桑叶、菊花等清肝明目药同用。

【用量与用法】6～12g，煎服。

【文献摘录】

《本草从新》：补肺气，通、下行，补气生津。

《本草求原》：养血生津，消热解毒。

《饮片新参》：平肝风。

十三、旱莲草

【性味与归经】甘、酸；寒。入肝、肾经。

【功效】滋补肝肾，凉血止血。

【临床应用】

1. 用于肝肾阴亏之头晕、目眩、头发早白等症。旱莲草能养阴而益肝肾，临床上治疗肝肾不足、头晕目眩、头发早白等症，常配合女贞子、桑椹等同用。

2. 用于阴虚血热的各种出血证候如咯血、吐血、尿血、便血以及崩漏等症。本品有凉血止血作用，能治疗上述诸种失血，可用鲜草二至三两，用冷开水洗净，捣烂绞汁内服；或与仙鹤草等配伍，煎汁内服。

此外，如遇外伤出血，可用鲜草洗净，捣烂外敷；或晒干研细末，外敷伤口，能止血止痛。

【用量与用法】6～12g，煎服。

【应用特点】

1. 旱莲草又称墨旱莲，采集鲜草，搓揉其茎叶，有黑汁流出，故名。此药性本寒凉，略有养阴的功效，故有益于肝肾。但单用本品滋阴补肾，殊嫌其作用较弱，故须与女贞子配伍，始能发挥它的作用，如成药二至丸，即是临床上常用的药品。

2. 本品凉血止血的作用颇佳，内服、外用，都有功效。前人说它能止血排脓，可治血痢，现临床应用不多，有待进一步实践。

【文献摘录】

《新修本草》：血痢，针灸疮发，洪血不可止者，敷之立已。汁涂眉发，生速而繁。

《本草纲目》：乌髭发，益肾阴。

《本草从新》：补肾，黑发乌须，赤痢变粪，止血，固齿，功善益血凉血。纯阴之质，不益脾胃。

十四、桑椹

【性味与归经】甘、酸，寒。入肝、肾经。

【功效】滋阴补血，生津润燥。

【临床应用】

1. 用于肝肾阴虚证，本品能补益肝肾之阴，兼能凉血退热，适用于肝肾阴虚之头晕耳鸣、目暗昏花、关节不利、失眠、须发早白等症。对于肝肾阴虚兼血虚者，还能补血养肝。

2. 用于津伤口渴、消渴及肠燥便秘等症。本品又能生津止渴，润肠通便。兼阴血亏虚者，又能补养阴血。

【应用特点】本品补肝肾阴虚作用平和，宜熬膏常服；或与熟地黄、何首乌、女贞子等滋阴、补血之品同用。治津伤口渴、内热消渴及肠燥便秘等症，鲜品食用有效，亦可随证配伍。

【用量与用法】9～15g，煎服。

【文献摘录】

《新修本草》：主消渴。

《滇南本草》：益肾脏而固精，久服黑发明目。

《神农本草经疏》：为凉血补血益阴之药。

十五、黑芝麻

【性味与归经】甘，平。入肝、肾、大肠经。

【功效】补肝肾，润肠燥。

【临床应用】

1. 用于精血亏虚，头晕眼花，须发早白。本品性平和，甘香质润，为滋养佳品。古方多用于精亏血虚、肝肾不足引起的头晕眼花、须发早白、四肢无力等症，常配伍巴戟天、熟地黄等补肾益精养血之品，以延年益寿。

2. 用于肠燥便秘。本品含油脂，能润肠通便，适用于精亏血虚之肠燥便秘。可单用，或与肉苁蓉、苏子、火麻仁等润肠通便之品同用。

【用量与用法】9～15g，煎服；或入丸、散等剂。

【文献摘录】

《神农本草经》：主伤中虚羸，补五内，益气力，长肌肉，填脑髓。

《玉楸药解》：补益精液，润肝脏，养血舒筋。

《本草备要》：补肝肾，润五脏，滑肠。

十六、白芍

【性味与归经】苦、酸，微寒。入肝、脾经。

【功效】养血敛阴，柔肝止痛，平抑肝阳。

【临床应用】

1. 用于月经不调、经行腹痛、崩漏，以及自汗、盗汗等症。白芍能养血敛阴，治妇科疾患，常与当归、熟地黄、川芎等药配合应用。本品如与桂枝同用，能协调营卫，用以治疗外感风寒、表虚自汗而恶风；与龙骨、牡蛎、浮小麦等药同用，可敛阴潜阳，用治阴虚阳浮所致的自汗、盗汗等症。

2. 用于肝气不和所致的胁痛、腹痛，以及手足拘挛疼痛等症。白芍功能养血而柔肝，缓急而止痛，故可用于肝气不和所致的胸胁疼痛、腹痛及手足拘挛等症。治胁痛，常与柴胡、枳壳等同用；治腹痛及手足拘挛，常与甘草配伍；如治痢疾腹痛，可与黄连、木香等同用。

3. 用于肝阳亢盛所引起的头痛、眩晕。白芍生用，能敛阴而平抑肝阳，故可用于肝阳亢盛的头痛、眩晕等症，常与桑叶、菊花、钩藤、白蒺藜等同用。

【应用特点】白芍养血平肝，长于敛阴；赤芍凉血活血，长于散瘀。故于补血、养阴及调经方中，常用白芍；于清热凉血及活血祛瘀剂中，常用赤芍。

【用量与用法】5~15g，煎服。

【文献摘录】

《本经》：主邪气腹痛，除血痹，破坚积，寒热疝瘕，止痛，利小便，益气。

《本草纲目》：上下痢腹痛后重。

《本草备要》：补血，泻肝，益脾，敛肝阴，治血虚之腹痛。

《本草正义》：补血，益肝脾真阴，而收摄脾气之散乱，肝气之恣横，则白芍也；逐血导瘀，破积泄降，则赤芍也。故益阴养血，滋润肝脾，皆用白芍；活血行滞，宣化疡毒，皆用赤芍。

十七、羊乳根

【性味】甘，平。

【功效】养阴润肺，祛痰排脓，清热解毒。

【临床应用】

1. 用于病后体虚、肺阴不足、咳嗽等症。本品有养阴润肺作用。用于病后体虚，可配合熟地黄、当归等同用；对肺阴不足、咳嗽等症，可配百部、功劳叶等同用。还可用于产后体虚、乳汁不足，常配合猪蹄、大枣、通草等同用。

2. 用于肺痈、乳痈、疮疡肿毒等症。羊乳根还能祛痰排脓、清热解毒。以治肺痈胸痛、咳吐脓血等症，可配合冬瓜子、薏苡仁、芦根、桔梗、野菊花、金银花、生甘草等同用；治疗乳痈、疮疡肿毒，可配合蒲公英等同用。

此外，蛇虫咬伤，可用鲜根切碎，煎服；也可洗净、捣烂外敷。

【用量与用法】5~20g，煎服，外用适量。

十八、枸骨叶

【性味与归经】微苦，凉。入肺、肾经。

【功效】养阴清热，补益肝肾。

【临床应用】

1. 用于肺虚咳血、骨蒸潮热等症。本品具养阴作用，功能清虚热。治肺虚咳嗽、咯血、骨蒸潮热等症，常与沙参、麦冬、白及等配合同用。

2. 用于头晕耳鸣、腰膝酸痛等症。本品又可补肝肾。用治肝肾阴虚、头晕耳鸣、腰膝酸痛等症，常与枸杞子、女贞子、旱莲草等药配合应用。

【用量与用法】9～15g，煎服。

【文献摘录】《本草拾遗》：烧灰淋汁或煎膏，涂白癜风。

十九、楮实子

【性味与归经】甘，寒。入脾、肾经。

【功效】补肾强筋骨，明目，利尿。

【临床应用】

1. 用于腰膝酸软、阳痿、头晕眼花等症。本品能补肾强筋骨，用治肾虚阳痿、腰酸，常与熟地黄、枸杞子、肉苁蓉、怀牛膝等配合应用。本品尚有养肝明目作用，故又可用于血虚头晕、眼花等症。

2. 用于水肿。本品有利尿的功效，配合冬瓜皮、赤小豆等药，可以治疗水肿。

【用量与用法】6～12g，煎服。

【文献摘录】

《名医别录》：主阴痿水肿，益气，充肌肤，明目。

《日华子本草》：壮筋骨，助阳气，补虚劳，助腰膝，益颜色。

《本草汇言》：健脾养肾，补虚劳，明目。

《大名本草》：壮筋骨、助阳气、补虚劳、助腰膝、益颜色。

第四节 常用方剂

一、六味地黄丸

【出处】《小儿药证直诀》。

【组成】熟地黄八钱（24g），山萸肉、干山药各四钱（各12g），泽泻、牡丹皮、茯苓（去皮）各三钱（9g）。

【用法】上为末，炼蜜为丸，如梧桐子大。空心温水化下三丸（现代用法：亦可水煎服）。

【功用】滋补肝肾。

【主治】肝肾阴虚证。腰膝酸软，头晕目眩，耳鸣耳聋，盗汗、遗精，消渴，骨蒸潮热，手足心热，口燥咽干，牙齿动摇，足跟作痛，小便淋沥，以及小儿囟门不合，舌红少苔，脉沉细数。

【方解】肾藏精，为先天之本，肝为藏血之脏，精血互可转化，肝肾阴血不足又常可相互影响。腰为肾之府，膝为筋之府，肾主骨生髓，齿为骨之余，肾阴不足则骨髓不充，故腰膝酸软无力、牙齿动摇、小儿囟门不合；脑为髓海，肾阴不足，不能生髓充脑，肝血不足，不能上荣头目，故头晕目眩；肾开窍于耳，肾阴不足，精不上承，或虚热生内热，甚者虚火上炎，故骨蒸潮热、消渴、盗汗、小便淋沥、舌红少苔、脉沉细数。治宜滋补肝肾为主，适当配伍清虚热、泻湿浊之品。方中重用熟地黄滋阴补肾，填精益髓，为君药。山茱萸补养肝肾，并能涩精，取"肝肾同源"之意；山药补益脾阴，亦能固肾，共为臣药。三药配合，肾肝脾三阴并补，是为"三补"，但熟地黄用量是山萸肉与山药之和，故仍以补肾为主。泽泻利湿而泻肾浊，并能减熟地黄之滋腻；茯苓淡渗脾湿，并助山药之健运，与泽泻共泻肾浊，助真阴得复其位；牡丹皮清泻虚热，并制山萸肉之温涩。三药称为"三泻"，均为佐药。六味合用，三补三泻，其中补药用量重于"泻药"，是以补为主；肝、脾、肾三阴并补，以补肾阴为主，这是本方的配伍特点。

六味地黄丸系宋·钱乙从《金匮要略》的肾气丸减去桂枝、附子而成，原名"地黄丸"，用治肾怯诸证。《小儿药证直诀笺正》说："仲阳意中，谓小儿阳气甚盛，因去桂附而创立此丸，以为幼科补肾专药。"

【运用】

1. 辨证要点：本方是治疗肝肾阴虚证的基础方。临床应用以腰膝酸软，头晕目眩，口燥咽干，舌红少苔，脉沉细数为辨证要点。

2. 加减变化：若虚火明显者，加知母、玄参、黄柏等以加强清热降火之功；兼脾虚气滞者，加白术、砂仁、陈皮等以健脾和胃。

3. 现代运用：本方常用于慢性肾炎、高血压病、糖尿病、肺结核、肾结核、甲状腺功能亢进、中心性视网膜炎及无排卵性功能性子宫出血、更年期综合征等属肾阴虚弱为主者。

4. 使用注意：脾虚泄泻者慎用。

二、左归丸

【出处】《景岳全书》。

【组成】大怀熟地八两（240g），山药（炒）四两（120g），枸杞四两（120g），山茱萸四两（120g），川牛膝（酒洗蒸熟）三两（90g），鹿角胶（敲碎，炒珠）四两（120g），龟板胶（切碎，炒珠）四两（120g），菟丝子（制）四两（120g）。

【用法】上先将熟地蒸烂，杵膏，炼蜜为丸，如梧桐子大。每食前用滚汤或淡盐汤送下百余丸（9g）（现代用法：亦可水煎服，用量按原方比例酌减）。

【功用】滋阴补肾，填精益髓。

【主治】真阴不足证。头晕目眩，腰酸腿软，遗精滑泄，自汗盗汗，口燥舌干，舌红少苔，脉细。

【方解】本方证为真阴不足，精髓亏损所致。肾藏精，主骨生髓，肾阴亏损，精髓不充，封藏失职，故头晕目眩、腰酸腿软、遗精滑泄；阴虚则阳亢，迫津外泄，故自汗盗汗；阴虚则津不上承，故口燥舌干、舌红少苔；脉细为真阴不足之象。治宜壮水之主，培补真阴。方中重用熟地黄滋肾填精，大补真阴，为君药。山茱萸养肝滋肾，涩精敛汗；山药补脾益阴，滋肾固精；枸杞子补肾益精，养肝明目；龟、鹿二胶，为血肉有情之品，峻补精髓，龟板（甲）胶偏于补阴，鹿角胶偏于补阳，在补阴之中配伍补阳药，取"阳中求阴"之意，均为臣药。菟丝子、川牛膝益肝肾，强腰膝，健筋骨，俱为佐药。诸药合用，共奏滋阴补肾，填精益髓之效。

左归丸是张介宾由六味地黄丸化裁而成。他认为"补阴不利水，利水不补阴，而补阴之法不宜渗"（《景岳全书·新方八阵》），故去"三泻"（泽泻、茯苓、牡丹皮），加入枸杞子、龟板胶、牛膝加强滋补肾阴之力；又加入鹿角胶、菟丝子温润之品补阳益阴，阳中求阴，即张介宾所谓"善补阴者，必于阳中求阴，则阴得阳升而泉源不竭"（《景岳全书·新方八略》）之意。本方纯补无泻、阳中求阴是其配伍特点。

【运用】

1. 辨证要点：本方为治疗真阴不足证的常用方。临床应用以头目眩晕，腰酸腿软，舌光少苔，脉细为辨证要点。

2. 加减变化：若真阴不足，虚火上炎，去枸杞子、鹿角胶，加女贞子、麦冬以养阴清热；火炼肺金，干咳少痰，加百合以润肺止咳；夜热骨蒸，加地骨皮以清热除蒸；小便不利，加茯苓以利水渗湿；大便燥结，去菟丝子，加肉苁蓉以润肠通便；兼气虚者可加人参以补气。

3. 现代运用：本方常用于老年性痴呆、更年期综合征、老年骨质疏松症、闭经、月经量少等属于肾阴不足，精髓亏虚者。

4. 使用注意：方中组成药物以阴柔滋润为主，久服常服，每易滞脾碍胃，故脾虚泄泻者慎用。

三、大补阴丸

【出处】《丹溪心法》。

【组成】熟地黄（酒蒸）、龟板（酥炙）各六两（各180g），黄柏（炒褐色）、知母（酒浸，炒）各四两（各120g）。

【用法】上为末，猪脊髓蒸熟，炼蜜为丸。每服七十丸（6～9g）空心盐白汤送下（现代用法：上为细末，猪脊髓适量蒸熟，捣如泥状；炼蜜，混合拌匀和药粉为丸，每丸约重15g，每日早晚各服1丸，淡盐水送服；或作汤剂，水煎服，用量按原方比例酌减）。

【功用】滋阴降火。

【主治】阴虚火旺证。骨蒸潮热，盗汗遗精，咳嗽咯血，心烦易怒，足膝疼热，舌红少苔，尺脉数而有力。

【方解】本方证是由肝肾亏虚，真阴不足，虚火上炎所致。肾为水火之脏，本应既济以并存，真阴亏虚，则相火亢盛而生虚火、虚热之证，故骨蒸潮热、盗汗遗精、足膝疼热；虚火上炎，灼伤肺金，损伤肺络，故咳嗽咯血；虚火上扰心神，则心烦易怒。治宜大补真阴以治本，佐以降火以治标，标本兼治。本方以滋阴降火为法，以"阴常不足，阳常有余，宜常养其阴，阴与阳齐，则水能制火"（《医宗金鉴·删补名医方论》）为理论依据，方中重用熟地黄、龟板滋阴潜阳，壮水制火，即所谓培其本，共为君药。继以黄柏苦寒泻相火以坚阴；知母苦寒而润，上能清润肺金，下能滋清肾水，与黄柏相须为用，苦寒降火，保存阴液，平抑亢阳，即所谓清其源，均为臣药。应用猪脊髓、蜂蜜为丸，此乃血肉甘润之品，填精益髓，既能助熟地黄、龟板以滋阴，又能制黄柏之苦燥，俱为佐使。本证若仅滋阴则虚火难清，单清热则犹恐复萌，故须培本清源，使阴复阳潜，虚火降而诸症悉除。正如《删补名医方论》中说："是方能骤补真阴，以制相火，较之六味功用尤捷。"

本方的配伍特点是：滋阴药与清热降火药相配，培本清源，两相兼顾。其中龟板、熟地黄用量较重，与知、柏的比例为3:2，表明本方以滋阴培本为主，降火清源为辅。

大补阴丸与六味地黄丸虽均能滋阴降火，但后者偏于补养肾阴，而清热之力不足；前者则滋阴与降火之力较强，故对阴虚而火旺明显者，选用该方为宜。

【运用】

1. 辨证要点：本方为治疗阴虚火旺证的基础方，又是体现朱丹溪补阴学派学术思想及其滋阴降火治法的代表方。临床应用以骨蒸潮热，舌红少苔，尺脉数而有力为辨证要点。

2. 加减变化：若阴虚较重者，可加天冬、麦冬以润燥养阴；阴虚盗汗者，可加地骨皮以退热除蒸；咯血、吐血者，加仙鹤草、旱莲草、白茅根以凉血止血；遗精者，加金樱子、芡实、桑螵蛸、山茱萸以固精止遗。

3. 现代运用：本方常用于甲状腺功能亢进、肾结核、骨结核、糖尿病等属阴虚火旺者。

4. 使用注意：若脾胃虚弱、食少便溏，以及火热属于实证者不宜使用。

四、一贯煎

【出处】《续名医类案》。

【组成】北沙参、麦冬、当归身各9g，生地黄18~30g，枸杞子9~18g，川楝子4.5g。（原书未著用量）

【用法】水煎服。

【功用】滋阴疏肝。

【主治】肝肾阴虚，肝气郁滞证。胸脘胁痛，吞酸吐苦，咽干口燥，舌红少津，脉细弱或虚弦。亦治疝气瘕聚。

【方解】肝藏血，主疏泄，体阴而用阳，喜条达而恶抑郁。肝肾阴血亏虚，肝体失养，则疏泄失常，肝气郁滞，进而横逆犯胃，故胸脘胁痛、吞酸吐苦；肝气久郁，经气不利则生疝气、瘕聚等症；阴虚津液不能上承，故咽干口燥、舌红少津；阴血亏虚，血脉不充，故脉细弱或虚弦。肝肾阴血亏虚而肝气不舒，治宜滋阴养血、柔肝舒郁。方中重用生地黄滋阴养血、补益肝肾为君，内寓滋水涵木之意。当归、枸杞子养血滋阴柔肝；北沙参、麦冬滋养肺胃，养阴生津，意在佐金平木，扶土制木，四药共为臣药。佐以少量川楝子，疏肝泄热，理气止痛，复其条达之性。该药性虽苦寒，但与大量甘寒滋阴养血药相配伍，则无苦燥伤阴之弊。诸药合用，使肝体得养，肝气得舒，则诸症可解。

本方配伍特点：在大队滋阴养血药中，少佐一味川楝子疏肝理气，补肝与疏肝相结合，以补为主，使肝体得养，而无滋腻碍胃遏滞气机之虞，且无伤及阴血之弊。全方组方严谨，配伍得当，照顾到"肝体阴而用阳"的生理特点，诚为滋阴疏肝之名方。

【运用】

1. 辨证要点：本方是治疗阴虚肝郁，肝胃不和所致脘胁疼痛的常用方。临床应用以脘胁疼痛，吞酸吐苦，舌红少津，脉虚弦为辨证要点。

2. 加减变化：若大便秘结，加瓜蒌仁；有虚热或汗多，加地骨皮；痰多，加川贝母；舌红而干，阴亏过甚，加石斛；胁胀痛，按之硬，加鳖甲；烦热而渴，加知母、石膏；腹痛，加芍药、甘草；两足痿软，加牛膝、薏苡仁；不寐，加酸枣仁；口苦而燥，少加黄连。

3. 现代运用：本方常用于慢性肝炎、慢性胃炎、胃及十二指肠溃疡、肋间神经痛、神经官能症等属阴虚肝郁者。

4. 使用注意：因制方重在滋补，虽可行无形之气，但不能祛有形之邪，且药多甘腻，故有停痰积饮而舌苔白腻、脉沉弦者，不宜使用。

五、百合固金汤

【出处】《慎斋遗书》。

【组成】熟地、生地、归身各三钱（各9g），白芍、甘草各一钱（各3g），桔梗、玄参各八分（各2g），贝母、麦冬、百合各一钱半（各4.5g）。

【用法】水煎服。

【功用】滋养肺肾，止咳化痰。

【主治】肺肾阴亏，虚火上炎证。咳嗽气喘，痰中带血，咽喉燥痛，头晕目眩，午后潮热，舌红少苔，脉细数。

【方解】本方证由肺肾阴亏所致。肺乃肾之母，肺虚及肾，病久则肺肾阴虚，阴虚生内热，虚火上炎，肺失肃降，则咳嗽气喘；虚火煎灼津液，则咽喉燥痛、午后潮热，甚者灼伤肺络，以致痰中带血。治宜滋养肺肾之阴血，兼以清热化痰止咳，以图标本兼顾。方中百合甘苦微寒，滋阴清热，润肺止咳；生地黄、熟地黄并用，滋肾壮水，其中生地黄兼能凉血止血。三药相伍，为润肺滋肾、金水并补的常用组合，共为君药。麦冬甘寒，协百合以滋阴清热，润肺止咳；玄参咸寒，助二地滋阴壮水，以清虚火，兼利咽喉，共为臣药。当归治咳逆上气，伍白芍以养血和血；贝母清热润肺，化痰止咳，俱为佐药。桔梗宣肺利咽，化痰散结，并载药上行；生甘草清热泻火，调和诸药，共为使药。本方配伍特点有二：一为滋肾保肺，金水并调，尤以润肺止咳为主；二为滋养之中兼以凉血止血，宣肺化痰，标本兼顾但以治本为主。本方以百合润肺为主，服后可使阴血渐充、虚火自清、痰化咳止，以达固护肺阴之目的，故名"百合固金汤"。

【运用】

1. 辨证要点：本方为治疗肺肾阴亏，虚火上炎而致咳嗽痰血证的常用方。临床应用以咳嗽气喘，咽喉燥痛，舌红少苔，脉细数为辨证要点。

2. 加减变化：若痰多而色黄者，加胆南星、黄芩、瓜蒌皮以清肺化痰；若咳喘甚者，可加杏仁、五味子、款冬花以止咳平喘；若咳血重者，可去桔梗之升提，加白及、白茅根、仙鹤草以止血。

3. 现代运用：本方常用于肺结核、慢性支气管炎、支气管

扩张咯血、慢性咽喉炎、自发性气胸等属肺肾阴虚，虚火上
炎者。

六、补肺阿胶汤

【出处】《小儿药证直诀》。

【组成】阿胶（麸炒）一两五钱（9g），黍粘子（炒香）、甘
草（炙）各二钱五分（3g），马兜铃（焙）五钱（6g），杏仁
（去皮尖，炒）七个（6g），糯米（炒）一两（6g）。

【用法】上为末，每服一二钱，水一盏，煎至六分，食后温
服（现代用法：水煎服）。

【功用】养阴补肺，清热止血。

【主治】小儿肺虚有热证。咳嗽气喘，咽喉干燥，咯痰不多，
或痰中带血，舌红少苔，脉细数。

【方解】本方原治"小儿肺虚气粗喘促"，然肺为娇脏而主
气，今小儿稚阴未充，阴虚有热，肺失清肃之权，故咳嗽气喘、
咽喉干燥；阴津被灼，则咳痰不多；若久咳损伤肺络，则痰中带
血；舌红少苔、脉细数，皆为阴虚有热之象。治宜补养肺阴为
主，兼以宁咳化痰、利咽止血之法。方中阿胶独重，甘平味厚质
腻，善能滋阴润燥，兼有养血止血之功，而用为君药。臣以马兜
铃性寒清肺，化痰宁嗽。佐以牛蒡子（即黍粘子）、杏仁，二者
皆能宣利肺气，前者解毒利咽，后者止咳平喘。糯米、甘草既能
补脾宁肺，而益于小儿稚阴之体，又能调和诸药，兼作佐使之
用。诸药合用，滋养肺阴，清肺宁嗽，非专治小儿，成人肺阴不
足，阴虚有热，咳喘而见痰中带血者亦可使用。本方与百合固金
汤均治疗肺阴不足，痰血咳嗽之证。但百合固金汤偏于滋肾养阴
润肺，兼以止咳化痰，主治肺肾阴亏，虚火上炎之咳嗽痰血证；
而本方偏于养阴补肺，清热止血，主治肺阴不足之咳喘痰血证。

【运用】

1. 辨证要点： 本方为润肺清热，化痰宁嗽之方。临床应用
以咳嗽气喘，咽喉干燥，舌红少苔，脉细数为辨证要点。

2. 加减变化：若兼肺气不足可加沙参、西洋参，以补肺气而不助热；阴虚重者加麦冬、百合；胸闷痰多，加瓜蒌、贝母；咳甚加款冬花、紫菀。

3. 现代运用：本方现代常用于慢性气管炎、支气管扩张等证属阴虚有热者。

4. 使用注意：外感肺热喘咳者，不宜使用本方。

七、二至丸

【出处】《医方集解》。

【组成】冬青子，冬至日采，不拘多少，阴干，蜜酒拌蒸，过一夜，粗袋擦去皮，晒干为末，瓦瓶收贮，或先熬干，旱莲草膏旋配用；旱莲草，夏至日采，不拘多少，捣汁熬膏，和前药为丸；加桑椹干为丸，或桑椹熬膏和入。

【用法】临卧酒服。（现代用法：女贞子不定量，蒸熟阴干，碾细筛净，将旱莲草不拘量水煮三次，取汁煎熬，浓缩成流浸膏，适量加蜂蜜搅匀；或加干桑椹与旱莲草混合煎熬，如上法浓缩成膏，仍适量加蜂蜜搅匀，女贞子粉末拌入和为丸，每丸约重15g，放置玻璃缸中备用，早晚各服一丸，开水送下）。

【功用】补肾养肝。

【主治】肝肾阴虚。口苦咽干，头昏眼花，失眠多梦，腰膝酸软，下肢痿软，遗精，早年发白等。

【方解】肾藏精，肝藏血，肝肾阴虚，髓海不得精血之滋荣，则眩晕耳鸣、须发早白；肝主筋，肾主骨，肝肾不足，筋骨不健，则腰膝酸痛、下肢痿软；阴虚而易生内热，故咽干、口苦；上扰心神，则失眠多梦；舌红少苔、脉细数，即为阴虚之征。本方具有滋补肝肾之功，方中女贞子（即冬青子），甘苦而凉，善能滋补肝肾之阴，《本草备要·木部》谓其"益肝肾，安五脏，强腰膝，明耳目，乌须发"；旱莲草甘酸而寒，补养肝肾之阴，又凉血止血。二药性皆平和，补养肝肾而不滋腻，故成平补肝肾之剂。一方加桑椹干，则增益滋阴补血之力。合而用之，共成滋补肝肾，益阴止血之功。方名"二至"者，以女贞子冬至日采收为佳，旱莲草夏至日采收为上，故以"二至"名之。

【运用】

1. 辨证要点：本方乃平补肝肾之剂。临床应用以肝肾虚损较轻，腰膝酸软，眩晕耳鸣，须发早白，舌红少苔，脉稍细为辨证要点。

2. 加减变化：应用除可加桑椹，增益滋阴补血之功外，亦可加枸杞子等，仍不失平补之旨。

3. 现代运用：本方现代常用于神经衰弱、妇女月经病等证属肝肾阴虚者。

第五节　应用注意

养阴法可以滋养阴液，纠正阴虚病理倾向，用于治疗阴虚证。主要表现为两类见证：一是阴液不足，不能滋润脏腑组织，出现皮肤、咽喉、口鼻、眼目干燥或肠燥便秘。二是阴虚生内热，出现午后潮热、盗汗、五心烦热、两颧发红；或阴虚阳亢，出现头晕目眩。使用养阴法治疗热邪伤阴或阴虚内热证，除应用滋阴药物外，常与清热药物配伍，以利阴液的固护或阴虚内热的消除。不同脏腑的阴虚证还各有其特殊症状：肺阴虚可见干咳少痰、咳血或声音嘶哑。胃阴虚可见口干咽燥、胃脘隐痛、饥不欲食，或脘痞不舒，或干呕呃逆等。脾阴虚大多是脾脏气阴两虚，可见食纳减少、食后腹胀、便秘、唇干燥少津、干呕、呃逆、舌干苔少等。肝阴虚可见头晕耳鸣、两目干涩，或肢麻筋挛、爪甲不荣等。肾阴虚可见头晕目眩、耳鸣耳聋、牙齿松动、腰膝酸痛、遗精等。心阴虚可见心悸怔忡、失眠多梦等。将养阴法用于不同脏腑的阴虚证时，还应针对各种阴虚证的不同见症，分别配伍止咳化痰、健脾消食、平肝、固精、安神等类药物，以标本兼顾。需要注意的是滋阴药物大多有一定滋腻性，脾胃虚弱、痰湿内阻、腹满便溏者慎用。

养阴生津是治疗温病的基本大法。温病的治疗非常重视顾护阴精，而养阴法也始终贯穿于温病治疗的全过程。温邪最易耗伤津液，温病在卫气营血各个阶段都存在不同程度的伤阴，后期尤多伤阴耗液。陈光新运用电子计算机对22部有代表性的温病专著进行了方证分析，在对古代温病2158个方证分析中发现，温病最为多见的十大症状依次是：发热、口干渴、有汗、脉数、谵语、恶寒、头痛、烦躁、发斑和神识不清。其中以发热、口干渴和有汗三大症状出现频率最高。口干渴的病机是外感发热耗伤津液的结果。造成阴液耗伤的原因最主要有三个方面：一是热邪伤津，如叶天士所说："热邪不燥胃津，必耗肾液。"二是失治误治，如吴鞠通所说："温病误表，津液被劫……热邪久羁，吸烁真阴；或因误表，或因妄攻。"三是素体阴虚，如叶天士所说："初病即舌干。"其中阴伤最常见为热邪伤津。津液的存亡与疾病的预后有密切的关系，阴津对温热病的发展至关重要，阴液一伤，必致变证蜂起，而留得一份津液，便有一份生机，正如吴鞠通所说："热病有余于火，不足于水，惟以滋水泻火为急务。"银翘散中的芦根，清营汤中的生地黄、玄参、麦冬，犀角地黄汤中的生地黄，以及加减复脉汤中的生地黄、阿胶、麦冬、白芍等都是养阴生津之品，都起到补充阴液不足的作用。鲁玉辉指出温病养阴除了"甘寒养胃津""咸寒滋肾阴"等同类相须的常用方法之外，异类相使配伍法亦不少用，如：辛凉甘寒法、酸甘化阴法、酸苦泄热法、咸寒苦甘法等。

养阴法的应用十分广泛，除温病大类外，目前养阴法已应用于临床多个系统疾病中，如肿瘤、消化、心血管、内分泌、泌尿、神经、外科等领域，下面简要分述之。如治疗肺癌，吴海良撰文指出肺津液损伤是本病发生发展的重要和必经环节，养阴生津法是重要大法。由于肺叶娇嫩，易为邪侵，肺癌久嗽耗气，热盛伤津。津液损伤后，气随津泄以及津液运化失常，痰饮内生。不归正化的津液，不但不能发挥濡润作用，反壅塞气机，影响津液的正常输布，导引积液外出，则直接引起阴血津液的丢失。因此肺脏本身的特性和肺癌中各种见症大多容易导致耗气伤津。同时肺癌的化疗、放疗可引起类似于中医气血津液受损的表现，加之罹患肺癌的患者出现的怀疑、恐惧、愤怒、否定、失望、绝望等情感变化，如得不到及时的疏导和自我调节，郁积日久可伤及五脏，耗灼阴精。宓雅珠等对肺癌患者调查发现，其中百分之七十三患者属于情志抑郁型，此类病人中有百分之九十以上表现为肺阴虚。即使在肺癌的病程中涉及的常见证型如痰热内蕴、气阴两虚、阴阳两虚、肺脾气虚、脾虚痰湿等亦均与津液相关，或可进一步耗损津液，或为津液不归正化，或为津液进一步耗损出现的变证。因此恢复津液的正常功能，防止津液的耗损是疾病进退的关键所在。

肿瘤转移是由于正气亏虚，邪毒内蕴。其中正虚即气虚、阴虚，是主导转移发生发展的根本原因。其病机演变为气阴两虚，气虚运行无力则易气滞，气滞可致血瘀，且阴虚津亏，血行滞缓，亦可致血瘀。气滞血瘀日久化热，阴虚内热以及痰热素盛，均可致热毒炽盛，由此而痰凝气滞，瘀阻脉络，痰气瘀毒胶结，内蕴邪毒，耗气伤血，正不抑邪，邪毒乘虚，流窜经络、气血，客于脏腑，日久成积。积结日久又可耗损正气，若失治误治，苦寒之药败胃，苦燥之药伤阴，从而加重气阴两虚之候。综上，肿瘤转移是一种全身属虚、局部属实，本虚标实之病。因气虚、阴虚致痰凝血瘀，与癌毒互结成积，又更伤阴耗气。因此，气阴两虚既是导致痰气瘀毒胶结再次形成积聚的致病因素，又是积聚形成后气血阴阳失常所致的一种病理变化，是肿瘤转移的主要病机之一。

对于慢性胃病，贾在金撰文指出胃为阳土，喜润而恶燥。由于津液摄入减少、内热伤津或过用克伐胃津之品，导致阴液亏乏，燥热内生。胃病日久，脾气无以化生气血，则肝无以藏血，肾无以藏精，肝肾之阴亏耗。多数病人在病变过程中呈现明显的阴津亏损、燥邪内生之象，尤其是慢性萎缩性胃炎、胃癌后期，阴虚内热之象十分突出。因此，在辨证论治的基础上，养阴法在慢性胃病治疗中的作用具有重要意义。

　　曹洪欣等对病毒性心肌炎进行了深入研究。通过大量病例及临床观察，认为气阴两虚是病毒性心肌炎的基本病机，是贯穿于本病全过程的主要病理变化。因而，益气养阴是治疗本病的基本法则。由于感邪轻重、体质的差异，以及证候演变的不同阶段，灵活运用益气养阴法明显提高了临床疗效。如病毒性心肌炎初期，毒邪虽盛，然气阴已伤。证见发热恶寒身痛、咽痛、心悸、气短、乏力、自汗、五心烦热、舌红苔黄、脉数或促。宜益气养阴解毒。常用竹叶石膏汤加黄芪、金银花、连翘、大青叶等。方中竹叶、石膏清热泻火除烦；黄芪、人参、甘草甘温益气；麦冬甘润养阴；大青叶、金银花、连翘清热解毒，诸药合用共奏益气养阴、清热解毒之效。对于慢性心肌炎由于外感而反复者，亦常宗此法。

　　糖尿病属于中医消渴病范畴。引发糖尿病的病因多样，五脏虚衰是发病的基础，气阴两虚是病机的关键，阴虚燥热贯穿疾病的始终，兼见气滞、血瘀、水湿、痰浊等变证。糖尿病早期多表现为阴虚燥热，但很快转入气阴两虚阶段，气阴两虚患者又有脾肾气虚、肝肾阴虚、肺胃气阴两虚或阴虚燥热等证型，患病日久，各型互为转化，形成冗长而复杂的病理阶段。临床治疗糖尿病常以益气养阴、润燥生津为主，同时兼活血、化浊、化痰、清热。在遣方用药时，高如宏等通过深入研究与临床探索，结合《素问·阴阳应象大论》中"酸胜甘"的思路与方法，总结出了酸甘合璧、益气养阴的方法，即在众多的养阴之法中采用酸甘药养阴，甘寒药生津，甘平药益气，甘温药补气，强调以酸制甘，益气养阴敛阴，以纠正糖代谢紊乱，降低血糖，增强免疫力，标本兼顾；在大量治疗糖尿病的方药中，筛选以治疗糖尿病特异性较强的酸味药为主，甘味药次之，再针对病位和合并症遣方用药。值得注意的是，有些甘味药物虽益气养阴，但可升高血糖，如党参、石斛、竹叶之属多易为酸味药；还有些甘寒、苦寒之品戕伐脾胃，致脾胃受损；温阳化气和滋阴养阴之品，多味甘、性温或滋腻升散，恐有伤津助湿之虑，亦需慎用。

　　杨卫彬等对慢性肾衰（CRF）的证型进行较大样本的研究，通过对 1982—1992 年间 301 例慢性肾衰病人的辨证分型进行分析后发现（以正虚分类为主）：脾肾气虚者占 17.6%；脾肾阳虚者占 5.32%；肝肾阴虚者占 13.62%；脾肾气阴两虚者占 56.81%；阴阳两虚者占 6.65%。因此认为由于慢性肾脏疾病的病程较长，不论是气虚或阴虚，往往由于阴损及阳、阳损及阴，并向气阴两虚转变；阴阳两虚则是气阴两虚证的进一步发展；因此气阴两虚以及进一步发展的阴阳两虚，基本上代表了慢性肾衰的正虚病机，气阴两虚更是病机关键，益气养阴法对延缓和防止 CRF 的进展至关重要。杨氏根据临床调研的结果并结合时振声教授的经验组建了以益气养阴为主的益肾化浊液（含黄芪、太子参、生地黄、山萸肉、丹参等），临床治疗慢性肾衰效果颇佳。

　　内科痛证常见的有胸痹、胃痛、胁痛、头痛等，相当于西医学的心绞痛、胃炎、消化性溃疡、各种肝炎、胆囊炎、胰腺炎、肋间神经痛、血管神经性头痛等。蒋吉林通过统计 253 例慢性胃炎病人的证型，发现阴虚肝郁型占 28.5%，其他痛证阴虚肝郁型也在 20%~30% 之间，因此认为阴虚肝郁是内科痛证的常见致病因素，养阴疏肝法是治疗内科痛证的常用方法。阴虚肝郁证的共同表现为胸脘胁痛，吞酸吐苦，咽干口燥，舌红少苔，脉细弱或虚弦，常用方剂为一贯煎。

　　对于周围血管性疾病，孙文亮认为外感六淫、内伤七情或跌打损伤等均会使脉道壅塞，瘀血形成。瘀血既成，日久易化热伤阴。阴虚火旺，灼伤脉络，则脉涩不利，又致瘀血内生。循环反复，杂症丛生。由此可见，在周围血管疾病病程中，阴虚处在发病的中间环节和突出地位。临床实践证明，通过养阴的方法能有效解除这些炎症反应和瘀热的毒性作用，与其他治法合用，可有效提高周围血管病的治疗效果。

　　《素问·四气调神大论》记载"春夏养阳，秋冬养阴"。王洪图认为此句既可作为养生原则，也可以作为治疗原则。通常人们的饮食习惯，在冬季多偏于温热，但过用热性饮食，会使人体产生内热，甚至伤阴。对于出现这种偏差的人，用清热养阴的药物予以治疗，或者告其改变饮食习惯，即属于"秋冬养阴"之列。此外，由于冬季自然界的阴气隆盛，可以助长人体内的阴气，因此在这个季节服用养阴药物和益阴食品，对于阴虚证的治疗和康复，将会取得更好的效果。须说明一点，所谓冬季宜用养阴滋补，仅是对阴虚体质或久病阴虚患者而言，夏季宜用补阳药，也只是针对阳虚体质或久病阳虚者而言。对于一般体质之人，或急性病，则不应拘泥于"春夏养阳，秋冬养阴"。

参考文献

[1] 中国中医研究院教育处．中医硕士研究生论文集．北京：中医古籍出版社，1984

[2] 王勇，王翔燕．保精血护津液观念源流考释．中医药学刊 2004；12（22）：2270

[3] 郑贵良．养阴法的形成与发展概论．河南中医 2009；12（29）：1155-1156

[4] 李聪甫，刘炳凡．金元四大医家学术思想之研究．北京：人民卫生出版社，1983

[5] 萧敏材．累积创建完善论养阴法的形成与发展．上海中医药大学上海市中医药研究院学报 1998；12（2）：14-15

[6] 黄海，傅春．吴鞠通《温病条辨》养阴诸法探析．中华中医药杂志 2011；26（3）：446-447

[7] 刘越．图解温病条辨．北京：人民卫生出版社，2003

[8] 陈潮祖．中医治法与方剂．北京：人民卫生出版社，2009

[9] 王绵之．中国医术名家精华·中医治法精华．北京：世界图书出版公司，1998

[10] 高学敏．中药学．北京：中国中医药出版社，2002

[11] 凌一揆．中药学．上海：上海科学技术出版社，2008

[12] 颜正华．中药学．北京：人民卫生出版社，2006

[13] 张廷模．中药学．北京：高等教育出版社，2010

[14] 邓中甲．方剂学．北京：中国中医药出版社，2010

［15］李冀．方剂学．北京：中国中医药出版社，2006

［16］王付，许二平，张大伟．方剂学．北京：中国中医药出版社，2010

［17］陈光新，董建华．养阴生津法治疗温热病的临床与实验研究．中国医药学报 1991；6（2）：22 - 23

［18］项琪．对温病保津养阴法的探讨．山西中医 1985；1（1）：3

［19］鲁玉辉．《温病条辨》异类相使配伍养阴法的应用．中华中医药杂志 2010；（08）：1171 - 1173

［20］王兴．养阴生津在温病学中的应用．新中医 1999；31（12）：3 - 5

［21］宓雅珠，徐志瑛．肺阴虚病因病机探讨．浙江中医学院学报 1995；19（5）：3 - 4

［22］冯玉，孙静．益气养阴治则在抗肿瘤转移中的应用．浙江中医药大学学报 2010；（04）：626 - 628

［23］贾在金．养阴法在慢性胃病中的应用．湖北中医杂志 2002；24（2）：19

［24］曹洪欣，殷惠军．益气养阴法治疗病毒性心肌炎的临床应用．中医教育 1999；9（5）：52 - 53

［25］高如宏，贾爱民，陈卫川．酸甘益气养阴法在糖尿病治疗中的应用．河北中医 1999；21（2）：118 - 119

［26］杨卫彬．慢性肾功能衰竭的病因及中医辨证特点研究．北京针灸骨伤学院学报 1997；4（1）：3

［27］杨卫彬，王彤．益肾化浊液治疗慢性肾衰 61 例．中医研究 1998；11（3）：21

［28］蒋吉林．养阴疏肝法在内科痛证中的应用．浙江中医学院学报 2002；26（3）：43

［29］孙文亮．养阴法在周围血管病中的应用．中医杂志 2010；51（S2）：125 - 126

［30］程士德，黄海龙，王洪图，等．"春夏养阳，秋冬养阴"如何应用的讨论．中医杂志 1990；（04）：4 - 10

第二部分　养阴法的临床应用

第一节　在神经系统疾病中的应用

一、育阴潜阳、镇志安神治不寐

李某，女，33 岁。

3 年来因工作紧张，经常失眠，须服镇静药方能朦胧入睡。胸闷乏力，工作不适。近半年失眠加重，伴有心悸汗出，头昏脑涨，记忆力减退，耳鸣多梦，手足心热，腰膝酸软，面色略润，精神抑郁，两目少神，大便秘结，尿少短赤。舌红绛少津，脉弦细。西医院检查诊断：神经官能症。

论析：证系肾阴不足，水不上承，心阳独亢，干扰神志，导致虚烦不寐。阴虚志不宁则多梦，日久精营耗损则脑髓不充，故见神疲善忘、头昏耳鸣。阴虚内热，故见小溲黄、大便秘、手足心热等。

诊断：心肾不交之不寐。

治法：育阴潜阳，镇志安神。投以明志汤加减。

处方：生石决明、生牡蛎各 15g，珍珠母 25g，远志 15g，莲子心 10g，石菖蒲 15g，百合 25g，五味子 10g，首乌藤、蝉蜕各 25g，地骨皮 15g，牡丹皮 10g。

按语：本案为神经官能症，中医辨病为不寐，辨证为心肾不交证。肾藏精、心藏神，脑为神之府，精神之所舍也。《素问·生气通天论》云："阴平阳秘，精神乃治。"阴阳协调、心肾相交、精神畅旺、气和则志达，方能"阴平阳秘，精神乃治"。本病多由劳思太过，五志过极，情绪波动引起脏腑功能失调，导致体内阴阳气血紊乱而诱发，阳不入阴、心肾不交是本病的主要病机，"阴阳失调"是主要矛盾。欲使阳潜入阴，阴能敛阳，达到镇志安神的目的，就必须育阴潜阳，使水火相济，阴阳协调。本方源于查氏（查玉明）的临床实践，藉决明、远志之尾字而命名。明志汤善治五志引起的情志之病，本案运用其治疗阴虚阳亢、心肾不交引起的失眠，有育阴、潜阳、息风、镇志、安神功能。石决明、牡蛎、蝉蜕为主药，以育阴潜阳；交通心肾用远志；配百合、五味子益心肾、除疲劳，使心安则寐，忧郁可解，神志得养，精充则神旺，改善精神疲劳，余症迎刃而解；石菖蒲治疗忧郁善恐；莲子心、首乌藤可改善多梦等症状；舌红少津加牡丹皮凉血养阴。此为本方立法之寓意，体现异病同治精神。

〔姜春梅，查杰. 查玉明治疗神经官能症经验浅识. 中医药学刊 2005；23（5）：797〕

二、养心安神、疏肝解郁治不寐

孟某，女，68 岁。2008 年 12 月 9 日初诊。

既往有失眠病史 40 余年，干燥综合征病史 16 年。近期因情志不遂，出现心情抑郁，不愿交往，自觉活着没意思，心烦急躁，心悸恐惧，彻夜不眠，舌质暗红少苔，脉结代。西药服佐匹克隆、黛力新，症状无明显缓解，故来西苑医院，请周氏（周绍华）诊治。

诊断：心阴不足、心神失养之郁证。

治法：养心安神，疏肝解郁。

处方：柏子仁 10g，天冬 15g，麦冬 15g，郁金 10g，玄参 10g，当归 15g，生地黄 30g，龟甲 30g，炒枣仁 30g，柴胡 10g，凌霄花 10g，代代花 10g，合欢皮 30g，丹参 30g，茯神 30g，炒栀子 10g，莲子心 5g，远志 6g，生龙齿 30g，珍珠粉（冲服）0.6g。

二诊：服 14 剂后，上述症状均有减轻，加太子参 12g，继服 14 剂。

三诊：病情平稳，西药逐渐减停，舌质淡苔好转，减龟甲继服，治疗3个多月，病情稳定。

按语：郁证多由心情抑郁、气机郁滞导致营血暗耗、心失所养、心神不宁，故症状多见心境低落、不愿交往、心悸、失眠、心烦易怒、妇女月经不调、舌质红、少苔或苔薄黄、脉细数或弦细数。治法以养血安神、清心除烦为主，佐以疏肝解郁。周氏治疗郁证的方法大多来源于古方，但又不拘泥于古方。方以天王补心丹化裁。药物多用柏子仁、酸枣仁、天冬、麦冬、玄参、丹参、当归、生地黄、远志、茯神、柴胡、郁金、炒栀子、莲子心、凌霄花、代代花、生龙齿、珍珠粉。《灵枢·本神》云："是故五脏主藏精者也，不可伤，伤则失守而阴虚，阴虚则无气，无气则死矣。"方中重用生地黄滋肾水补阴，以水制火，并养血为主药；天冬、麦冬、玄参养阴清虚火；当归、丹参补血养血以定心悸；茯神健脾益气以生血安神；酸枣仁、柏子仁、远志养心安神；炒栀子、莲子心清心安神；柴胡、郁金、凌霄花、代代花疏肝解郁，调节心情；生龙齿、珍珠粉镇惊安神；龟甲甘寒润养，咸寒潜降，有滋阴清热、除蒸潜阳之功，养血补心，用于阴虚发热、盗汗；合欢安神解郁，用于心神不安，忧郁的患者。全方标本兼顾，既养阴血，安心神，又清心解郁除烦而郁证自除。

〔张会莲．周绍华治疗郁证经验．光明中医 2010；25（9）：1567 - 1568〕

三、益气养阴、安神导眠治不寐

刘某，女，38 岁。

因失眠伴心悸、气短8个月就诊。患者8个月前因工作紧张开始出现失眠，入睡困难，睡后易醒，眠浅梦多，晨起疲倦。心悸气短，时自汗出，头昏头痛，舌红苔少，脉细而数。心电图检查示心动过速。常服安眠药。

诊断：气阴两虚之不寐。

治法：益气养阴，安神导眠。以生脉散合百麦安神饮、玉屏风散加减。

处方：党参、麦冬、百合、浮小麦、炙黄芪、炒枣仁、石菖蒲、生牡蛎、生龙骨各15g，防风、五味子各8g，炙甘草6g。

服10剂后，眠安汗止，上方加川芎15g，再进10剂，诸症皆除。嘱其续服天王补心丹2至3周，以巩固疗效。

按语：本证为失眠常见证型，长期睡眠不足，忧思多虑而耗伤气阴。赵氏（赵冠英）总结不寐的病机有四，其中三点与阴虚相关，卫阳盛于外，营阴虚于内，卫阳不能入于营阴，故不寐。《灵枢·大惑论》云："卫气不得入于阴，常留于阳。留于阳，则阳气满，阳气满，则阳跷盛；不得入于阴，则阴气虚，故目不瞑矣。"《灵枢·营卫生会》云："卫气行于阴二十五度，行于阳二十五度，分为昼夜，故气至阳而起，至阴而止。"说明卫气出阳入阴正常，营卫循行有度是形成良好睡眠的基础。阴阳不交，水火失济。心在五行属火，位居于上属阳；肾在五行属水，位居于下属阴。生理状态下，心火下降于肾，肾水上济于心，心肾相交，水火既济，则神安而眠佳。反之，《景岳全书·杂证谟·不寐》云"真阴精血之不足，阴阳不交，而神有不安其室"则不寐。三者，或五志过极化火，或阴虚而生内热，致无形邪热，郁于胸膈，扰乱心神，则虚烦不得眠。赵氏习用生脉散以益气生津，宁心安神；配合百麦安神汤（党参、百合、浮小麦、首乌藤、莲子肉、麦冬、五味子、生甘草、大枣）加减，以益心气，养心阴，安神导眠。

〔李秀玉．赵冠英教授治疗失眠症的经验．云南中医学院学报2008；31（2）：34-36〕

四、清热滋阴、养心安神治不寐

毛某，男，53岁。2006年6月7日初诊。

失眠健忘，心慌心悸1年，于外院就诊，经查诊断为"神经官能症"，予谷维素、维生素等药治疗，效果不佳，来我院就诊。刻下症：失眠，每日只能睡2~3个小时，伴心慌心悸，头晕健忘，急躁易怒，善太息，口干口苦，纳差，二便可，舌质红，舌苔白，脉沉细。

中医诊断：心阴虚证之不寐。

西医诊断：神经官能症。

治法：养心安神定志，清热滋阴养血。以百合知母汤合酸枣仁汤加减。

处方：百合 12g，知母 20g，茯神 15g，川芎 10g，炙草 10g，炒枣仁 30g，首乌藤 30g，半夏 30g，远志 12g。6 剂，水煎服，日 1 剂，分温 2 服。

嘱调情志，随诊。

服用前方后睡眠好转，每日可睡 5 ~ 6 小时，又按上方配药继续服用半月，心慌心悸症状消失，睡眠好转。

按语：不寐的产生主要是由于人体阴阳失调所致。"阴静阳躁"（《素问·阴阳应象大论》），凡因各种原因造成阳动过胜或阴静不足，均可导致不寐。本例患者是因思虑劳倦，伤及心脾而致病。心伤则阴血不足，阴不敛阳；脾伤则无以化生精微，血虚难复，不能养心，以致心神不安而失眠。从口苦、纳差，舌象，可知证有兼夹湿热之象。养心安神定志，清热滋阴养血，兼以化痰湿。百合知母汤合酸枣仁汤加减治之。方中酸枣仁养心补肝、宁心安神，是为主药；百合、知母、首乌藤养血安神；远志、茯苓宁心安神；知母滋阴清热；川芎调畅气机、疏达肝气；半夏配远志化痰开窍以宁心，同时可制诸润药之滋腻碍胃；甘草调和诸药。全方合用共奏补血养肝、宁心安神、清热除烦之功，故可用于阴血不足、虚热内扰之虚烦不寐的治疗。

〔贺兴东，翁维良，姚乃礼. 当代名老中医典型医案集. 北京：人民卫生出版社，2009〕

五、滋阴潜降、安神益智治不寐

霍某，男，61 岁。1990 年 12 月 9 日初诊。

工作琐杂，更兼分配房屋人事难以平衡，初则日夜烦心，甚则彻夜不寐已半年余，口苦晕眩，脑力不济，住院治疗曾服多种西药，迄无显效。血压120/80mmHg，血脂偏高，舌质红，苔薄黄，脉沉弦。

辨证：心阴久耗致肝肾阴亏，虚火上扰，神不归舍，本虚标实。

治法：滋阴潜降，安神益智。以黄连阿胶汤、心肾交补丸化裁。

处方：焦远志10g，节菖蒲10g，太子参20g，大生地20g，柏子仁10g，炒枣仁30g，云茯神15g，五味子10g，麦冬10g，首乌藤30g，野百合30g，全当归10g，夏枯草12g，川黄连10g，真阿胶10g（烊化），白蒺藜12g，生龙骨（先包煎）30g，生牡蛎（先包煎）30g，生磁石（先包煎）30g，生鸡蛋黄（搅兑）2个。水煎服，7剂。

二诊：头晕明显减轻，可入睡2~3个小时，自觉脑子灵活些，脉弦，舌质稍红，纳差。前方去夏枯草，加鸡内金10g，水煎服14剂。

三诊：诸症悉减，头脑灵活，可睡5个小时左右，梦不多，唯活动后觉乏力。采用滋阴潜降、益气增智法，配丸剂长服。

处方：大生地黄90g，节菖蒲90g，远志肉90g，云茯苓90g，生晒参45g，二冬各90g，五味子90g，当归90g，炒枣仁120g，野百合90g，沙苑子90g，首乌90g，生山楂90g，广郁金60g，丹参90g，陈皮45g，山茱萸肉90g，陈阿胶90g，夏枯草60g，赤芍90g，生龙骨90g，生牡蛎90g，生磁石120g。上药共为细末，炼蜜为丸，每丸10g，早晚各2丸。

随访半年，入睡及睡眠均好，脑力充沛。

按语：不寐亦称失眠或"不得眠""不得卧""目不瞑"，不寐的原因很多，但总与心、脾、肝、肾及阴血不足有关，其病机变化，总属阳盛阴衰，阴阳失交。因为血之来源，由水谷精微所化，上奉于心，则心得所养；受藏于肝，则肝体柔和；统摄于脾，则生化不息；调节有度，化而为精，内藏于肾，肾精上承于心，心气下交于肾，则神志安宁。若暴怒、思虑、忧郁、劳倦等伤及诸脏，精血内耗，彼此影响，每多形成顽固性不寐。所以，不寐之证，虚者尤多。黄连阿胶汤来源于《伤寒论》，主治"少阴病，得之二三日，心中烦，不得卧"。该患者四诊辨证属心阴久耗致肝肾阴亏，虚火上扰所致，治疗上以黄连阿胶等滋阴清热之品配合介石类潜镇降火，疗效明显。在取得疗效后改汤剂为丸剂，有利于继续持续用药。

〔董建华，王永炎. 中国现代名中医医案精粹（第 3 集）. 北京：人民卫生出版社，2010〕

六、滋阴敛胆、解郁安神治不寐

李某，35 岁，男性，自由职业。

失眠 3 月余，入睡困难，多梦易醒，常于凌晨 2~3 点自然苏醒，醒后难以入睡。手心热，平素心烦易怒，口干渴，乏力，食少，尿黄，大便可。舌边略红，舌体胖，苔白而润，脉沉，右脉寸关弦。

诊断：心肝阴虚之不寐。

处方：酸枣仁 15g，生龙骨 30g，生牡蛎 30g，白芍 20g，柴胡 10g，半夏 10g，茯苓 15g，炙甘草 10g。

二诊：患者自述诸症较前好转，唯手心仍热，自觉有口苦之象。舌略胖，苔白，脉沉。前方去半夏，加玄参 15g，焦栀子 10g。

三诊：患者自述主症减轻，偶有口干，嘱其继服前方 10 剂，以善其后。

按语：患者自诉不寐 3 月余，多梦易醒，且醒后难以入睡，平素心烦易怒，参见舌脉，可知该症为典型的心阴亏虚、心火偏亢所致的失眠。该患平素肝火偏亢，故见心烦易怒，而肝为乙木、胆为甲木，互为表里之脏，乙木郁而化火，必致胆木热而相火不降，心肝又为母子之脏，母病病久必累及于子，心为君主之官，含藏君火，君相升泄，不能敛降，神魂浮游，不寐成已。方中重用白芍，为敛降胆木之主药，相火一降，君火亦必随降；枣仁酸温而安神；龙骨、牡蛎生用性涩质重而降，安魂而定魄；柴胡专入肝胆之经，解郁退热而除烦扰；舌胖苔润乃脾湿之征，茯苓、甘草同用最泄湿满（王绵之语），燥土而利水；半夏为清降阳明之主药，胃土为相火敛降之关。诸药同用，共奏滋阴敛胆、解郁安神之效。二诊患者受胆木之气而循经外扰所致，加之自觉口苦，均为相火上逆之症。玄参性凉而多液，外白而内黑，入肺肾两经，最清上焦浮游之热；焦栀子善引心包相火屈曲而下行（张锡纯语），炒焦而用更无凉中之嫌，最宜脾虚、虚火不降之人。总之，该证虽为典型的阴虚火旺、心神失养型的不寐，但临床万不可见火清火，以期速效，该患虽有火象，然非定在之火，而乃浮游之热，且患者又有食少脾虚之征，故宜以滋阴敛降为主，以敛代清，平人上清下温（黄坤载语），上清君相自然敛降，不待苦寒而清，若非实火，切莫动辄言清，临床慎之又慎。患者自述手心热，而未言及足心发热，可知该症为心包相。

〔杨关林教授临床经验〕

七、滋阴降火、交通心肾治不寐

患者，男，43 岁。1998 年 4 月 18 日初诊。

3 年前，初入商海，工作压力重，操劳过度，夜入不眠，曾按神经衰弱服用多种镇静安眠药，效果不显，近月病情加重，彻夜不眠，前来就诊。刻诊：入夜心烦，辗转难寐，寐则梦扰纷纭，惊惕易醒，醒后更难入睡，昼则头目昏沉，精神困乏，耳鸣，咽干，烦躁易怒，腰膝酸软，形体消瘦，大便干结如栗，数日一行，舌质红，少苔，脉来细数。

诊断：不寐。

辨证：素体肝肾阴虚，劳心伤肾，属心肾失交之证。

治法：滋阴降心火，补肾滋肾水，交通心肾，使水火既济。

处方：生地黄、熟地黄各 15g，制首乌 20g，玄参 120g，麦冬 10g，五味子 10g，柏子仁 20g，云茯神 10g，炒白芍 10g，首乌藤 30g，泽泻 10g，川黄连 5g，肉桂（后下）2g，生甘草 10g。14剂，每日 1 剂，水煎 2 次，饭后服。

复诊：药后已能入眠，然梦扰、惊惕易醒未能彻解，脉细，舌红，宗上方加珍珠母（先煎）30g、磁石（先煎）30g。续服14 剂后随访，不服药物也能稳睡，诸症也愈解。

按语：失眠中医谓之不寐，病名最早见于《难经·四十六难》，云："老人卧而不寐，少壮寐而不寤者，何也……老人血气衰……昼日不能精，夜不得寐也。"阴盛阳衰，阴阳失交是不寐发生的重要病机，案中男患虽为中年，然而长期操劳，阴血暗耗，肾水亏虚，不能上济于心，心火独亢，渐耗心阴，致虚火扰神而发不寐。精神困乏，形体消瘦为阴精亏虚，形体失于充养之象；腰为肾之府，肾虚则腰膝酸软；肾开窍于耳，肾虚故耳鸣；虚热内扰见烦躁易怒；肠府失润故大便秘结；舌质红，少苔，脉细数均为肝肾阴虚，心肾不交之征。治疗上予滋阴降火，交通心肾。方用生地黄、熟地黄、制首乌、玄参、麦冬滋养肝肾，大补阴精；白芍酸甘敛阴；五味子益气生津，补肾宁心；柏子仁、首乌藤、茯神养心安神；泽泻利水道，泻肾浊；交泰丸寒热并用，水火既济，心肾相交，《本草新编》言："黄连、肉桂寒热实相反……盖黄连入心，肉桂入肾也……黄连与肉桂同用，则心肾交于顷刻，又何梦之不安乎？"复诊仍见惊惕多梦，予珍珠母、磁石重镇安神。诸药合用，阴阳调和，病患得以安卧。

〔钟洪，吴绪祥，彭康．臧堃堂医案医论．北京：学苑出版社，2003〕

八、滋阴潜阳、平肝安神治不寐

王某，男，51 岁。1963 年 9 月 12 日初诊。

素患神经衰弱，近 20 天尤甚。日渐通夜不眠，头晕耳鸣，视物昏花，并伴有烦躁易怒，头胀痛麻木，口苦咽干，渴不欲饮，纳呆食少腹胀，便秘，溺赤涩痛等症。曾服安眠类药无效，按滋阴补肾之法服中药数剂无寸进。观其面色焦枯，神情疲惫，舌质红，苔薄黄，脉象左虚弦数，右细数弱而无力。

辨证：阴虚肝旺，水亏火炎，心肾不交。

治法：滋阴潜阳，平肝安神，交通心肾。

处方：酒生地黄 24g，生麦冬 15g，生白芍 15g，首乌藤 15g，珍珠母 30g，石决明 30g，生枣仁、熟枣仁各 15g，焦栀子 9g，淡豆豉 10g，朱茯神 15g，合欢皮 9g，清连翘 9g，川黄连 6g，上油桂 1.5g，淡竹叶 12g，陈皮 6g，生甘草 3g。水煎服。

二诊：9 月 14 日。服上方 2 剂后，稍有转机，夜能入睡 1 个多小时，但寐而不酣，诊其迟脉细弱，守原法加龙胆草 6g，当归 12g，辽沙参 12g，五味子 9g，以养阴血而泻肝胆。

三诊：9 月 20 日。服上方 6 剂后，每晚能熟睡 2 个多小时，口干苦减轻，饮食有增，但逆气不适，舌质红，苔薄白，脉象缓而有力，原方减连翘、淡豆豉，加酒大黄 6g，以活瘀通腑，导热下行，宁心安神。

四诊：9 月 25 日。服上方 3 剂后，头晕头痛均减，每晚入睡 3~4 小时，饮食增加，大便复常，守原方继服。

五诊：9 月 29 日。服上方 3 剂后，每晚能睡 6 个多小时，饮食尚好，二便自调，唯口干稍苦，左脉沉，右脉缓而有力，继以滋阴补肾，养血安神，兼以调和脾胃而收其功。

六诊：10 月 5 日。服 6 剂后诸症悉除，上班后虽工作紧张而无不适。

按语：不寐一证，当辨虚实。本例素体虚弱，加之劳脑伤肾，阴津不足，五志过极而化火。火炎于上，水亏于下，心肾不交，神何以安乎？肝者体阴用阳，与胆相为表里，胆者又为清净之府，十二官之主。水不涵木，肝阳独亢，口苦咽干，烦躁不安，何以能眠？肺金乃水之上源，金水不行，水何以足？脾藏意，与胃为表里，又主运化，乃仓廪之官，今脾胃不和卧怎能安！此五脏不调，则诸症蜂起，虽病机错杂，然执其要者则一，阴精不足、心肝火旺是其关键，诚如《景岳全书·不寐》谓"真阴精血不足，阴阳不交，而神有不安其室耳"。故本例首用生地黄、麦冬、白芍、当归，滋阴养血；珍珠母、石决明、酸枣仁、首乌藤等，潜镇安神，交通心肾而或转机。继守法加减施治，大症获瘳，终用滋阴补肾、健脾益气和胃之法补先天，益后天，使化源足，精血调，五脏安，生机复常而收其全功，此亦寓胃和则安之意。

〔刘俊红，刘霖. 名老中医临证验案医话. 北京：人民军医出版社，2011〕

九、清心平肝、滋养肝肾治痫厥

患者，女，20 岁。1979 年 3 月 4 日初诊。

10 余年来反复发作昏厥抽搐，多发于黎明之时，发时突然昏仆，伴有肢体抽搐，口吐白沫，咬破舌肌等症，发后昏睡，醒如常人。多家医院诊断为"癫痫"，但服苯妥英钠等抗癫痫药不能控制。平素常苦头角昏痛，口干喜饮，纳可，二便正常。舌苔薄，舌质红，脉细弦兼数。

诊断：痫厥。

辨证：风痰内闭，心肝火盛，肝肾阴伤。

治法：化痰息风，清心平肝，滋养肝肾。

处方：钩藤 15g，紫贝齿（先煎）30g，蝉蜕 5g，僵蚕 10g，胆南星 5g，生地黄 15g，白芍 12g，炒黄芩 10g，阿胶（烊冲）10g，丹参 12g。7 剂，常法煎服。另：定痫丸，每次 5g，每日 2次，口服。

二诊：3 月 16 日。药后昏厥抽搐发作减少，仅于 3 月 10 日卧时发作一次，自觉心慌，内热，舌苔薄，舌质偏红，脉细滑。药已中的，原意再进，佐清虚火。原方加白薇 12g，7 剂，继续口服定痫丸，每次 5g，每日 2 次。

按语：本例为痫厥，辨证以风痰内闭为标，肝肾阴虚为本，以致风火上炎，痰因火动。《寿世保元·痫症》："盖恐则气下，惊则气乱，恐气归肾，惊气归心。并于心肾，则肝脾独虚，肝虚则生风，脾虚则生痰。"故治以钩藤、紫贝齿平肝息风；蝉蜕、僵蚕、胆南星息风化痰；炒黄芩清泻肝火；火郁阴伤，用生地黄、白芍、阿胶养阴息风；久病络瘀，佐以一味丹参活血化瘀通络，并能安神宁心。诸药合用，共奏息风化痰、清心平肝、养阴活血之功。《医学心悟》定痫丸一方，用天麻、川贝母、胆南星、姜半夏、陈皮、竹沥、姜汁、石菖蒲、全蝎、僵蚕息风化痰，以茯神、茯苓、甘草、丹参、远志、琥珀、朱砂宁心安神，配合麦冬养阴，汤丸并进，相得益彰，协同奏功。故一诊即已显效。二诊又加入清热凉血的白薇，白薇能"主暴中风，身热肢满，忽忽不知人，狂惑邪气，寒热酸疼，温疟洗洗，发作有时"，陶弘景云白薇"疗惊邪、风狂、疰病"。药服14剂，治仅2周，10年顽疾竟能蠲除。历20多年亦不复发。案虽短却真实，病人家属述其治疗效果特好，故病历一直保留未弃，以备再发时服用。

〔周仲瑛. 癫痫效案二则. 环球中医药 2011；4（2）：131〕

十、滋阴清火息风治痫病

邓某，男，16岁。2005年9月21日初诊。

癫痫反复发作2月余。一向体健，2005年7月5日突然出现癫痫发作，发作时神志不清，牙关紧闭，双手握拳，双目斜视，无吐涎沫，一日发作6～7次，多在白天上课时发作，每次发作后神疲欲睡，痰多。发病以来，记忆力正常，成绩保持中等，睡眠正常，便干，2～3天1次，纳可，因学业紧张，未做脑电图检查，西医疑为癫痫，对症治疗（具体药物不详），未用抗癫痫药。查其舌体红，苔薄黄腻，诊脉弦大。

诊断：痫病，肝风夹痰（癫痫待确诊）。此为性格内向，父母离异，心情抑郁，加之中考迫近，情绪紧张，日夜诵读，肾阴暗耗，水不涵木，肝阳偏亢化风，五志化火，灼液成痰，痰火互结，痰随气升，上冲于元神之府，蒙蔽心窍，而致癫痫发作。

治法：凉肝潜阳息风，涤痰定痫。方拟羚羊钩藤汤加减治之。

处方：羚羊骨（先煎）15g，石决明30g，龙齿25g，钩藤

15g，川贝母 15g，桑叶 15g，茯苓 20g，竹茹 15g，菊花 15g，天竺黄 15g，白芍 25g，蝉蜕 15g，僵蚕 6g，干地黄 20g。水煎服，日 1 剂。

二诊：5 剂后，癫痫发作由日 6~7 次减为 4 次，发作持续时间缩短，仍痰多，口臭。此乃风痰鸱张之势稍挫，故守前方去石决明、竹茹，加麦冬养阴清火，地龙清热息风止痉，郁金清心开窍。

三诊：服 4 剂后，发作时间短暂，仅一瞬间的神识不清。此乃痰火渐清，故仍守前方去郁金、地龙、茯苓，加石决明平肝潜阳，玄参清热养阴，瓜蒌仁、竹茹清化热痰。

四诊：服 7 剂后，由于近日考试，情绪紧张，诵读劳累，发作又增至 6 次，仍是一瞬间的神志不清。此乃考试期间，肝经风火鸱张，痰浊未除。法当凉肝潜阳息风，涤痰止痉定痫。方用羚羊钩藤汤合涤痰汤加减治之。冀获显效。

按语：此例痫病，既无家族史，且突发于青年期，由于烦劳伤阴，情绪郁结，五志化火，而生内风，病因甚明，故用羚羊钩藤汤滋阴清火息风获效。痫病若得控制，当以滋阴安神之法善后，有治愈可能。方中重用蝉蜕 15g，较常用之量大三倍。何氏（何炎燊）认为，蝉蜕气味轻清，治风热可用少量，若用以平息内风、镇痉，成人须用至 15~20g 始效，此乃何老用药之心法。又方中所用之羚羊骨（先煎），乃附于羚羊角之骨，价格甚平，用量稍大，亦有清肝息风作用，可代用羚羊角。

〔贺兴东，翁维良，姚乃礼. 当代名老中医典型医案集·内科分册（上册）. 北京：人民卫生出版社，2009〕

十一、滋阴降火、益气固表治头痛

徐某，女，58 岁。2008 年 8 月 27 日就诊。

患神经性头痛 10 余年，脑 CT 未见异常，2007 年 11 月自觉身热，体温正常，并出现腿痛，难以屈伸，活动受限。现卧床 4 个月，自汗出，每汗出前身体烘热，汗出如洗，亦可见盗汗，失眠多梦，口干口苦，大便溏薄，舌质紫黯，苔干无津，脉沉细。既往史：子宫功能性出血 11 年，1997 年因子宫肌瘤子宫全切。

诊断：此病属"汗证""头痛""痹证"范畴，阴虚内热、气虚、表虚又兼脾虚。

治法：益气固表、滋阴降火，辅以健脾、舒筋活络止痛之剂。

处方：当归 20g，黄芪 20g，黄柏 10g，黄芩 10g，黄连 10g，生地黄 15g，熟地黄 15g，麻黄根 10g，五倍子 15g，龙骨 20g，牡蛎 20g，桂枝 15g，白芍 15g，甘草 15g，山药 20g，扁豆 15g。14 剂，口服。

按语：本案病属"汗证""头痛""痹证"范畴，中医辨证为阴虚火盛证。此病人病情极为复杂，症见自汗出，每汗出前身体烘热，汗出如洗，亦可见盗汗，失眠多梦，口干口苦，大便溏薄，舌质紫黯，苔干无津，脉沉细。既有头痛、烘热汗出不止，又有两腿不能伸，拘急难以活动，更有大便溏，舌质紫黯，舌干无津，脉沉细。舍脉从证，汗出如洗、烘热、能食、舌干无津当属阴虚火盛、气虚、表虚之证，四诊合参，属阴虚火盛之证，治以滋阴降火、益气固表法，方用当归六黄汤合桂枝加龙骨牡蛎汤。方中当归、黄芪、黄柏、黄芩、黄连、生地黄、熟地黄滋阴降火，益气固表；麻黄根、五倍子、龙骨、牡蛎、桂枝、白芍、甘草合用以助收敛固表；山药、莲子以健脾止泻。最终达到益气固表、滋阴降火、辅以健脾、舒筋活络止痛的作用。

〔代晓光，陈晶，张琪．国医大师张琪教授治疗一例疑难病案体会．中医药信息 2011；28（3）：34 - 35〕

十二、滋阴清热、引血下行治头痛

谈某，52 岁。

因劳心过度，遂得脑充血头痛证。证候：脏腑之间恒觉有气上冲，头即作痛，甚或至于眩晕，其夜间头痛益甚，恒至痛不能寐。医治 2 年无效，甚至言语謇涩，肢体渐觉不利，饮食停滞胃口不下行，心中时觉发热，大便干燥，其脉左右皆弦硬，关前有力，两尺重按不实。

诊断：阴虚阳亢之头痛。

处方：生赭石一两，生地黄一两，怀牛膝六钱，枸杞子六钱，龙骨六钱，牡蛎六钱，山茱萸五钱，白芍五钱，茵陈二钱，甘草二钱。共煎汤一大盅，温服。

药服 4 剂，头痛减，睡眠佳，脉弦硬减，再以本方加减出入，又二诊而愈。

按语：本案为张锡纯治疗头痛验案之一。张氏认为阴虚阳亢、上实下虚，多表现为头痛、眩晕、吐血、衄血、晕厥、偏枯等证。其倡导引血下行法是对《内经》"血菀于上，使人薄厥"理论的发挥。本案脉象弦硬，自觉气上冲、心中热、头痛、眩晕，均为肝火过旺、肝气过升、肝阳上亢之象，而两尺重按不实，为上实下虚，阴分不足之明证。血随气上逆于上，下虚而不润，故有大便干燥等象。张氏极力推崇牛膝有补肾培本、引血下行之功，代赭石有平肝镇冲、下行通便之力；方中除用牛膝、赭石外，尚重用生地黄清肝肾之热，养阴凉血；山茱萸肉、白芍滋阴敛阳；龙骨、牡蛎滋阴潜阳、平肝镇冲；茵陈清利湿热、疏肝畅肝；枸杞子补肝之阴血；甘草缓肝。其治以滋阴清热、平肝镇肝、疏肝通便、引血下行为法，而收速效，其辨证之精确，用药之精当，可谓心灵手巧，值得师法。

〔唐俊琪，高新彦，李巧兰. 古今名医内科医案赏析. 北京：人民军医出版社，2005〕

十三、养阴平肝、滋肾和胃治头痛

患者，女，47 岁。2001 年 1 月 16 日初诊。

"反复右侧头痛 5 年余。5 年前出现右侧头痛，发作时疼痛剧烈，需服止痛药方可缓解。曾经头颅 CT、TCD、MRI、五官科检查，均未发现明显器质性病变，平日血压正常。就诊时自感右侧头痛剧烈，且以胀痛为主，伴口干纳呆，夜寐欠安，腰酸乏力，大便不畅，舌红苔薄，脉细弦。

辨证：肾阴不足，肝阳上亢。

治法：养阴平肝，滋肾和胃。

处方：天麻 10g，枸杞子 30g，钩藤 15g，杭白芍 15g，柴胡 10g，黄芩 10g，石决明 15g，首乌藤 30g，淮小麦 30g，绿梅花 10g，玫瑰花 3g，川石斛 15g，太子参 15g。

同时嘱其避劳累，调情志。

二诊：连服 14 剂后，诉头痛发作次数减少，且程度轻，胃纳好转，睡眠改善，但诉大便仍干结伴乏力。拟前方中加入生地黄 15g，怀牛膝 15g，炒杜仲 15g。

续服 3 月后，症状明显改善，期间头痛未作，食欲、二便、睡眠均正常。后改投成药杞菊地黄口服液，以巩固疗效，随访至今已近 3 年，患者病情稳定，未见复发。

按语：本案诊为头痛，中医辨证为阴虚阳亢证。本病多属中医"内伤头痛"范畴，主要与肝、脾、肾三脏有关，其中尤以肝肾为甚。先天禀赋不足，或劳欲伤肾，阴精耗损，或年老气血衰败，或久病不愈，产后、失血之后，营血亏损，气血不能上营于脑，髓海不充则可致头痛。肾阴不足，无以养润肝筋，水不涵木，肝阳上亢，遂呈头痛、头晕、耳鸣、腰酸、寐差等"上盛下虚"之象。《素问·五脏生成》："头痛巅疾，下虚上实，过在足少阴、巨阳，甚则入肾。"本案患者自感右侧头痛剧烈，且以胀痛为主，伴口干纳呆，夜寐欠安，腰酸乏力，大便不畅，舌红苔薄，脉细弦。为肾阴不足，肝阳上亢所致。治以养阴平肝、滋肾和胃之法，常选用明天麻、钩藤，配合枸杞子、川石斛、杭白芍等"养阴平肝方"，标本兼顾，主治头痛顽疾及阴虚阳亢之证，收效显著而迅速，且可使病止体复，甚或达到根除顽疾之效，值得临床推广应用。

〔李航．杨少山运用养阴法治疗举隅．浙江中医学院学报 2005；29（3）：47-48〕

十四、滋阴养血、调补肝肾治头痛

彭某，男，34 岁。1932 年 8 月 7 日初诊。

头项疼痛 10 余年。10 余年前起病时，开始即觉头项疼痛，如刺如掣，疼痛不已。经治疗后，头痛时轻时重，数日或数月复发，有时疼痛如前。近数年来每发头痛时先觉腰部空虚疼痛，俯仰更甚。舌苔薄，脉象左关独弦，左尺独弱。

论析：腰部空痛，肾虚之候。又肝肾同源，肾虚者，肝常不足。肝木失久易致肝气逆乱，上扰清窍。故见首觉腰痛，继苦头痛。左脉关部以候肝，尺部以候肾。

辨证：脉显肝弦肾弱，乃肝肾不足、肝气逆乱之证。

治法：滋阴养血，调补肝肾。

处方：清阿胶（烊化，兑服）9g，枸杞子 6g，熟地黄 9g，酸枣皮 9g，醋炒银柴胡 15g，杭白芍 9g，醋炒青蒿 1.5g，制鳖甲 9g，川楝子 6g，川杜仲 9g。

二诊：服上方 3 剂，腰痛已愈，头痛大减。守法为治，以防复发，改汤为丸，以资巩固。

后云：服汤药 3 剂后，病已愈，迄后未服蜜丸，病竟未发。

按语：《医学正传》云："夫通则不痛，理也。但通之之法各有不同。调气以和血，调血以和气，通也。下逆者使之上行，中结者使之旁达，亦通也。虚者助之使通，寒者温之使通，无非通之之法也。"头痛多与肝、脾、肾三脏功能失调有关。肝主疏泄，性喜调达。头痛因于肝者，或因肝失疏泄，气郁化火，阳亢火升，上扰头窍而致。脾为后天之本，气血生化之源。头痛因于脾者，或因脾虚化源不足，气血亏虚，清阳不升，头窍失养而致头痛。肾主骨生髓，脑为髓海。头痛因于肾者，多因房劳过度，或禀赋不足，使肾精久亏，无以生髓，髓海空虚，发为头痛。方中阿胶为血肉有情之品，善能滋补阴血；枸杞子、熟地黄甘温，补血滋阴；枣皮酸甘性平，白芍甘苦微酸，均入肝肾，补阴而敛阳；杜仲苦微温，入肾，续筋壮骨，治腰痛常用。肾藏精，肝藏血，肝肾不足者，精血亏虚也，上六味药，滋养阴血为主，故肝肾得补矣。柴胡、青蒿，醋炒入肝，散肝经之风热；鳖甲、川楝子，解肝郁，行肝气。诸药配伍，则邪去正复，头痛、腰痛自止。

〔马继松，吴华强，江厚万. 名家教你读医案（第 2 辑）·万济舫止痛医案理法方药思路评述. 北京：人民军医出版社，2011〕

十五、滋养肝肾、活血通络治中风

成某，男，60 岁，教授。1991 年 12 月 25 日诊。

患者因脑血栓治疗 1 月余，仍留有语言謇涩、半身不遂后遗症，故请任氏（任达然）诊治。诊查所见：患者步履维艰，语言不清，头昏，舌质红，苔薄黄，脉细弦。

辨证：肝肾阴虚，虚阳上扰，络道失利。

治法：滋养肝肾，佐以活血通络。予以地黄饮子化裁。

处方：干地黄 10g，白芍 10g，麦冬 10g，怀牛膝 10g，丹参 10g，石决明（先煎）15g，茯苓 10g，石菖蒲 10g，远志 10g，豨莶草 10g。3 剂。常法煎服。

服药后。头昏好转，余证同前。上方去石决明，加木瓜络、丝瓜络、路路通各 10g。又服 5 剂后，患者右侧肢体较灵活，语言謇涩好转。效不更方，继服原方 5 剂。证情逐渐好转，仍以上方为基本方随证出入，治疗 2 月余中风后遗症告愈。

按语：本案诊为中风，中医辨证为肝肾阴虚证。《金匮要略·中风历节病脉证并治》："邪在于络，肌肤不仁；邪在于经，即重不胜；邪入于腑，即不识人；邪入于脏，舌即难言，口吐涎。"患者步履维艰，语言不清，头昏，舌质红，苔薄黄，脉细弦。究其本源，乃真水亏乏，无以涵木，络道失和，肝肾阴虚，虚阳上扰。诚如李东垣谓"正气自虚"也。四诊合参，辨证属肝肾阴虚，应用滋养肝肾、活血通络法，予以地黄饮子化裁。以干地黄、白芍、麦冬、牛膝滋养肝肾之阴以治本；石决明平肝潜阳；远志、茯苓、石菖蒲养心开窍而通心肾，协调水火；丹参、木瓜络、丝瓜络、豨莶草、路路通活血通络，以竟全功。

〔郑晓辉，张恩树．任达然治疗中风后遗症经验举隅．江苏中医药 2008；40（7）：53-54〕

十六、滋阴助阳、化痰通络治中风

刘某，男，47 岁。2 月 1 日初诊。

右半身不遂 10 月余。夙有脑动脉硬化病史，2 周前自觉右侧上肢麻木，软弱无力，不能持重物。1 月 28 日夜间，睡醒后出现右侧上肢瘫痪，口舌歪斜，饮水反呛，吞咽困难，舌强语謇，血压 160/110mmHg。经某医院诊为"脑血栓形成"，曾用脉通、烟酸肌醇酯等药物疗效不显。刻下症状同前，舌红无苔，脉左虚弦，右细弱。

辨证：属中风中经络，肾阴阳两虚、痰浊上泛所致。

治法：滋补肾阴，辅以助阳，兼化痰浊。

处方：熟地黄 40g，肉苁蓉 20g，石斛 15g，麦冬 15g，五味子 15g，远志 15g，巴戟天 15g，枸杞子 15g，菟丝子 15g，石菖蒲 10g，肉桂 7.5g，附子 7.5g。水煎服。

二诊：3 月 2 日。连服上方 13 剂，患肢功能明显恢复，能扶杖行走十余步，上肢可屈伸活动，但仍软弱无力，舌较笨拙，语言吃力，左脉弦细。继以前方治之。

三诊：4 月 30 日。病人语言、走路大致正常。嘱继用上方若干剂，以巩固疗效。

按语：《灵枢·海论》云："髓海不足，则脑转耳鸣，胫酸眩冒。"《灵枢·口问》云："上气不足，脑为之不满，耳为之苦鸣，头为之苦倾，目为之眩。"肾之阴阳为先天之本，先之固护，或超常亏耗，则百病由生。本例病人夙有脑动脉硬化，足示元阴元阳耗伤，痼疾已成。辨之肾阴阳两亏乃其本，痰浊上逆，风中经络为其标，治以地黄饮子加味，方中熟地黄、山茱萸、枸杞子、石斛、麦冬滋补肾阴为主药，辅以巴戟天、附子、肉桂以助肾阳，阴阳充则真元得以温养；肉桂、附子引火归原，使阳纳于阴；茯苓、远志、石菖蒲化痰开窍；桃仁、丹参活血通脉。诸药相合，标本兼顾，有条不紊，终获大效。

〔马继松，吴华强，江厚万. 名家教你读医案（第 2 辑）·张琪辨治中风医案理法方药思路评述. 北京：人民军医出版社，2011〕

十七、滋阴息风、平肝潜阳治眩晕

杨某，男，35 岁。2005 年 10 月 13 日初诊。

头晕脑涨，伴心烦、失眠 1 个月。初诊：1 个月来因劳累出现头晕脑涨，到友谊医院就诊，被确诊为"高血压病"，予服卡托普利半片，日 2 次，疗效不佳。现症：头晕项强，心烦口干，眠差易醒，纳可，二便调。查血压 140/105mmHg，舌红苔白，脉平缓。

诊断：肝阳上亢风眩（高血压病）。

治法：平肝潜阳。方拟天麻钩藤饮加减。

处方：生石决明 15g，钩藤 10g，怀牛膝 6g，天麻 6g，生杜仲 10g，首乌藤 12g，石斛 10g，茯苓 10g，泽泻 10g，牡丹皮 10g，玉竹 12g，薄荷 5g，白菊花 10g。7 剂，水煎服，日 1 剂。

二诊：服上药后头晕减轻，但仍自觉心悸，腰痛，二便调。查血压 110/75mmHg。前方有效，效不更方。以上方加桑叶 10g。14 剂，水煎服，日 1 剂。

三诊：药后头晕减轻，时有头晕。已停用卡托普利。查血压 105/70mmHg，舌红苔白，脉弦平。

处方：怀牛膝 6g，天麻 6g，生杜仲 10g，首乌藤 12g，石斛 10g，茯苓 10g，泽泻 10g，牡丹皮 10g，玉竹 12g，薄荷 5g，白菊花 10g，桑叶 10g，炒谷芽 15g，焦神曲 6g。14 剂，水煎服，日 1 剂。

按语：肝为风木之脏，体阴而用阳，主升主动。患者因劳累过度，引动肝阳而上亢，上扰于清窍，故发头晕项强。肝阳上亢，扰乱心神，心火上炎则见心烦口干，眠差易醒等症。《素问·至真要大论》谓："诸风掉眩，皆属于肝。"又《素问玄机原病式》云："风火皆属阳，多为兼化，阳主乎动，两动相搏，则为之旋转。"眩晕的发生，不外风、火、痰、虚。本案患者头昏脑涨因劳累引起，说明其素体阴虚，肝阳偏亢，因此治疗应平肝潜阳，兼滋补肝肾之阴。本方先以天麻息风止痉，清热平肝，以化肝风；石决明既平肝潜阳又泻肝火；牛膝活血通经，引血下行，盖"治风先治血，血行风自灭"之意；菊花、桑叶、薄荷清肝明目，如此配伍，使肝风得息，肝火得清，血虚得养，则无头晕眼花昏厥之症；杜仲补肝肾，强筋骨；茯苓、泽泻健脾利水；首乌藤养心安神，因为神安则寐，寐则阳得入阴，阴阳相交，以抑孤阳之偏亢；石斛、玉竹养阴柔肝。如此配伍，肝肾得补，相火得清，阴阳得以调和。

〔贺兴东，翁维良，姚乃礼. 当代名老中医典型医案集. 北京：人民卫生出版社，2009〕

十八、滋养脾胃、补益肝阴治眩晕

李某，女，32岁。1993年7月1日初诊。

头晕四肢无力2个月，且饮食欠佳，其间在村卫生所治疗不效，特来求治。诊脉右脉弱，左脉小弦，舌质深红，有红点，苔少。右脉弱，为脾胃虚弱，左脉弦小为肝阴不足。舌象为阴分不足，内有郁热。

诊断：眩晕。

辨证：脾胃不足，肝阴亦弱。

治法：滋脾胃，和肝阴。

处方：沙参10g，太子参10g，百合10g，玉竹12g，麦冬10g，丹参10g，郁金10g，黄芪10g，白术5g，山药10g，川芎6g。3剂，水煎服。

二诊：7月7日。药后饮食增，头晕亦大减，今诊脉，左右脉虚弱，舌深红，苔少。药既见效，仍服上方，加枸杞子10g，莲子10g。3剂，水煎服。

药后其疾遂愈。

按语：头为诸阳之会，脑为髓海，五脏六腑的气血都会聚于脑。无论外感、内伤导致精气不能上荣于脑均可发生眩晕。眩晕之名，首见于宋·陈言《三因极一病证方论》，《景岳全书》载："眩晕一证，虚者居其八九，兼火兼痰者，不过十中二耳。"案中女患脾胃素虚，水谷精微无以化纳，升降之机紊乱，清阳之气不能上升，又气血生成不足而致肝阴亏虚，髓海失养发为眩晕。方以太子参甘，微苦，微温，既能益气，又可养阴生津，与黄芪相配伍补益之力大增；沙参、玉竹、麦冬滋阴平肝清热；《神农本草经疏》谓"百合得土金之气，而兼天之清和，故味甘平……清阳明、三焦、心部之热"，方中伍用既可养阴，又可宁心安神；"土为万物之母"，"木植于土"，肝阴需脾胃运化之精微不断滋养，白术、山药可健脾胃使阴血得生；丹参凉血、活血通络；郁金可行气解郁凉血；川芎为血中之气药，引经通络，并能上升头面。《内经》云："虚则补其母。"肾为肝母，乙癸同源，肝为风木之脏，全赖肾水滋养，复诊中加枸杞子养肝滋肾，平潜肝阳，莲子补脾益肾。本案辨证准确，虽为阴虚证，但并无肝阳亢胜之象，只以补益养阴之品，六剂即获痊愈。

〔张文瑞．张文瑞老中医四十年临床辨证精选．太原：山西科学技术出版社，2011〕

十九、滋补肾水、养阴清热治眩晕

施某，男，32岁。1958年7月15日初诊。

经常头晕、目花、健忘，耳鸣如蝉，四肢无力，腰膝酸软。两尺脉细数，舌红无苔。

诊断：眩晕。

辨证：肾阴亏虚，不能上荣于头、滋养经络。

治法：滋补肾水、养阴清热调治。

处方：山茱萸12g，山药15g，生地黄30g，茯苓12g，牡丹皮 10g，泽泻 6g，菊花 10g，枸杞子 12g，大枣 12g，龙眼肉 12g。水煎服，6 剂。

复诊：7 月 23 日。药后斡旋病机，头晕眼花健忘已减，余症亦好转。药既应病，续用杞菊地黄丸 200g，每日服 2 次，每次服 10g。丸剂缓图，以资巩固。

1958 年 8 月 10 日患者自诉药后病愈。

按语：《灵枢·海论》云："髓海不足，则脑转耳鸣，胫酸眩冒。"《灵枢·口问》云："上气不足，脑为之不满，耳为之苦鸣，头为之苦倾，目为之眩。"肾为先天之本，主藏精生髓，髓聚而成脑，该患肾精不足，髓海空虚，脑窍失养，故眩晕、健忘；肾开窍于耳，肾虚故耳鸣如蝉；《素问·脉要精微论》云"腰为肾之府"，肾虚则腰膝酸软；尺脉细数，舌红无苔均为肾阴亏虚，虚热内生之象。壮年肾虚多由房事不节，或先天不足引起。治疗上以杞菊地黄丸加味，方中生地黄性味甘、苦、寒，具有清热凉血、养阴生津之功效，《本草汇言》谓"生地，为补肾要药，益阴上品，故凉血补血有功，血得补，则筋受荣，肾得之而骨强力壮"；山茱萸酸温，主入肝经，滋补肝肾，秘涩精气；山药甘平，主入脾经，健脾补虚，涩精固肾，补后天以充先天；枸杞子甘平质润，入肺、肝、肾经，补肾益精，养肝明目。四药合用滋补肾水为君。菊花辛、苦、甘，微寒，善清利头目，宣散肝经之热，平肝明目；牡丹皮平肝清热并制山茱萸之温涩，与菊花共为臣。茯苓淡渗脾湿，助山药之健运，又可泻肾浊，助肾阴得复；大枣、龙眼肉健脾养心。三药共为佐。泽泻走肾利水，泻肾邪为使。复诊时药既中病，予丸剂缓图之，诚得治慢性病证之要法。

〔王清国. 王锡章医案. 贵阳：贵州科技出版社，2001〕

二十、滋阴益肾、平肝潜阳治眩晕

丁某，男，60 岁。2005 年 5 月 9 日初诊。

高血压病史 6 年，时感头晕目眩，头晕时眼冒金星，步态不稳，间断服用波依定、拜新同等抗高血压药，血压波动在（170 ～

130)/（100~85） mmHg。刻诊：头晕目眩、头痛、头重脚轻，步态不稳，口苦咽干，剧则伴泛恶，烦躁易怒，失眠多梦，两腿酸困，神倦乏力，舌红苔少欠润，脉弦细数，平素大便秘结，今有两日未解。血压 180/110mmHg，胸闷，查心电图示左心室扩大，眼底未见异常，查全胸片、尿常规未见异常。

诊断：眩晕。

辨证：阴液不足，风阳上逆。

治法：滋阴益肾，平肝潜阳。

处方：枸杞子 12g，桑寄生 12g，细生地 20g，制首乌 15g，川石斛 20g，麦冬 12g，玄参 30g，明天麻 10g，钩藤（后下）30g，滁菊花 12g，川牛膝 12g，生石决明（先煎）30g，珍珠母（先煎）30g，茯神 12g，首乌藤 30g。7 剂，水煎服。

药后病情好转。

按语：高血压病阴虚阳亢证的形成，或从肝肾阴亏发展到阴虚不能制阳，或始于肝阳有余渐损及肝肾之阴，病机可归纳为阴亏于下、亢阳上逆，具有"下虚"和"上实"的特点。本例病人年已花甲，年老体虚，肝肾阴虚，水不涵木，木失滋养，肝阳上扰清空而见血压升高。故以枸杞子、桑寄生、生地黄、制首乌滋阴补肾；玄参、麦冬清热生津，滋阴润燥；川石斛益胃生津，滋阴清热，且能滋肾阴，兼能降虚火，有养而不滞、清而不泄之特点；天麻、菊花、钩藤平肝息风；石决明、珍珠母重镇潜阳，凉肝除热；川牛膝引血下行；首乌藤、茯神安神定志。诸药相伍，共奏滋补肾阴，平抑肝阳之效。沈氏（沈凤阁）强调高血压病人尤其要注意大便的通畅，故方中生地黄、玄参、麦冬相伍兼能"增水行舟"，润肠通便。本证制法立方之意，甚合叶天士"凡肝阳有余，必须介类以潜之，柔静以摄之，味取酸收，或佐咸降，务清其营络之热，则升者伏矣"之旨。

〔赖明生；刘涛；沈凤阁运用养阴法验案 4 则. 辽宁中医杂志 2007；34 (5)：660-661〕

二十一、滋阴养肝、清热活血治眩晕

温某，男，48岁。1978年3月23日初诊。

头晕3年。患者于1974年4月开始头晕目眩，有时胸闷气短。经某医院检查诊断为"高血压、高脂血症"。服中西医药降压、降脂，效果不显。近来病情逐渐加重，而来求诊。症见：头晕目眩，口苦咽干，心烦易怒，肢体困倦，腿沉乏力。检查：面色少华，脉象弦细无力，舌质红、少津，舌体稍胖，血压175/110mmHg，查血清总胆固醇9.62mmol/L。

诊断：眩晕（高血压、高脂血症）。

辨证：心肾阴虚，阴虚阳亢。

治法：滋阴养肝，清热活血。自拟滋阴清肝汤加减。

处方：蒸首乌21g，川牛膝15g，赤芍15g，云茯苓15g，泽泻15g，荷叶30g，草决明15g，山楂15g，地龙21g，全蝎15g，桃仁15g，石菖蒲9g，牡蛎15g。

二诊：4月17日。上方服12剂。头晕目眩减轻，胸闷气短好转。舌稍红，有津，脉弦细有力，复查血清总胆固醇4.89mmol/L，甘油三酯10.53mmol/L。照上方继服20剂。

三诊：5月7日。诸症大减，四肢有力，现已能跑步，唯下午腿困乏力。舌质淡、有津，脉弦软有力，血压120/70mmHg，又查血清总胆固醇3.12mmol/L，甘油三酰5.77mmol/L，照原方服，以巩固疗效，随访7年身体健康。

按语：本例属于中医学眩晕范畴。《景岳全书·眩晕》篇中指出："眩晕一证，虚者居其八九，而兼火兼痰者，不过十中一二耳。"强调"无虚不能作眩"。本案患者由于素体肾阴亏虚，肝失滋养，以致阴虚阳亢，故头晕目眩口干；肾阴亏虚，肝脉失养，致肝疏泄失常，故胸闷气短，舌红，少津，脉弦细无力。方中蒸首乌、川牛膝滋养肝肾，茯苓、泽泻、石菖蒲、荷叶清热祛湿；牡蛎、全蝎、地龙、草决明平肝潜阳；丹参、赤芍、鸡血藤、桃仁、山楂活血通络。诸药合用，具有滋肾养肝、平肝潜阳、清热祛湿、活血通络之效。

〔刘俊红，刘霖．名老中医临证验案医话．北京：人民军医出版社，2011〕

二十二、滋水涵木、育阴潜阳、养血安神治眩晕

赵某，女，39 岁。1962 年 3 月 3 日初诊。

6 年前，患者因妊娠后血压高达 220/180mmHg 而提前生产。产后调理失当，血压一直未恢复正常，常伴有头晕，头痛，失眠，多梦，腰痛等症。近几年来，有增无减，曾两次昏倒，右半身麻木，手指尤甚，全身酸困无力，两足发凉，黎明虚汗自出，月经过多，舌质红，苔薄白。脉左关细弦，寸尺细弱，右脉细弱无力。血压 160/120mmHg。

辨证：阴虚阳亢，心肾不交。

治法：滋水涵木，育阴潜阳，养血安神。

处方：干生地黄 15g，枸杞子 15g，桑寄生 15g，怀牛膝 12g，杜仲 12g，川续断 12g，生龟甲 15g，生龙骨 15g，生牡蛎 15g，珍珠母 15g，玳瑁 6g，白芍 20g，当归 12g，朱茯神 12g，炒枣仁 10g，柏子仁 10g。

二诊：3 月 7 日。服药 4 剂，头晕头痛减轻，睡眠好转，仍多梦，血压 142/102mmHg。舌质淡红，苔薄白，脉较前和缓，稍有力。药对病机，证有所减，继服原方 10 剂。

三诊：3 月 17 日。头晕头痛顿减，饮食增加，手足麻木、心悸、失眠均消失，血压 130/98mmHg，唯感体困乏力。证属阴精渐复，阳气不足，依上方加生黄芪 30g。

四诊：4 月 1 日。服 10 剂，诸症悉除，血压 120/80mmHg。照上方配蜜丸，巩固疗效。

1963 年 1 月追访：连服丸 3 个月，血压稳定，熟睡无梦，精神好，工作繁忙，也无任何不适。

按语：本案属中医眩晕一证，西医属高血压病。张景岳云："眩晕一证，虚者居其八九。"强调"无虚不能作眩"。眩晕的病

性以虚者居多，气血亏虚、髓海空虚、肝肾不足所导致的眩晕多属虚证；因痰浊中阻、瘀血阻络、肝阳上亢所致的眩晕属实证或本虚标实证。本例妊娠，失于调养，肾精耗散，阴阳失调，以致阴虚于下，阳亢于上而致眩晕。久病失治，阴虚阳亢，病情有增无减，肾水亏于下，心火炎于上，水火不能相济，阴阳不能相交，心悸、失眠、多梦诸症相继而生。故用生地黄、枸杞子、桑寄生、牛膝、杜仲、川续断，滋肝肾、固冲任、调血海；珍珠母、生龙骨、生牡蛎、玳瑁、生龟甲，镇肝潜阳；当归、白芍、茯神、柏子仁、酸枣仁，养血安神宁志。使阴阳调，冲任固，心血足，诸症除，沉疴获瘳。

〔刘俊红，刘霖．名老中医临证验案医话．北京：人民军医出版社，2011〕

二十三、滋阴养血、平肝息风治颤证

患者，男，56 岁。2004 年 7 月 16 日初诊。

震颤 2 年。表现为静止性震颤，紧张时加重，起步困难，行走时上肢前后摆动减少，越走越快，翻身困难，头部转动和体位改变时头晕，并渐渐出现四肢无力，行走困难。舌质暗，舌苔薄黄，脉象弦细。西医诊断：帕金森综合征。予美多芭半片，1 日3 次，服用 1 个月后震颤无明显好转。

诊断：颤证。

辨证：阴血亏虚。

治法：滋阴养血息风。大定风珠合四物汤合止痉散加减。

处方：白芍 20g，醋龟甲（先煎）30g，醋鳖甲（先煎）30g，生地黄 30g，当归 12g，川芎 12g，葛根 30g，地龙 6g，全蝎 3g，蜈蚣 3 条，菊花 12g，杜仲 12g，牛膝 15g，天麻 10g，桑枝 30g，羌活 10g，甘草 10g。

二诊：连服 14 剂，继服美多芭，剂量同前不变，患者震颤较前好转，起步困难有所减轻。

三诊：再服 14 剂，患者可行走，诸症均有明显缓解。

按语：帕金森综合征属于中医"颤证"范畴。《黄帝素问宣明论方·燥门》曰："诸涩枯涸……皆因火热耗损血液……不能浸润……肠胃燥涩怫郁，而水液不能宣行也，则周身不能润泽。"周氏（周绍华）认为本病的病因病机复杂，病机核心是风气内动，但其病机实质以虚实相杂者为多，多因肝肾阴虚，气血不足，筋脉失养，虚风内动所致。其病因病机不离风、虚、痰、热，病位在肝肾，肝肾阴虚，虚风内动则震颤。本证为颤证之阴血亏虚证，虽以息风定搐法贯穿整个治疗过程，但须配合应用滋水涵木、养血柔肝等法治疗。方中白芍、醋龟甲、醋鳖甲、生地黄、补肝肾阴以滋水涵木；杜仲、牛膝亦补肝肾；当归养血柔肝；川芎、羌活、桑枝祛风通络止痛；葛根增液舒筋。周氏在临证治疗神经系统疾病时常加用虫类药，其搜风通络定惊效果非一般行气活血药可比，处方中全蝎、蜈蚣、僵蚕、地龙等息风定搐，起到关键作用。周氏特别指出使用虫类药时应注意，有些虫类药有小毒，且息风搜风之药，性多温燥，如全蝎、蜈蚣，宜配伍滋阴养血柔肝之品，如白芍、生地黄、麦冬等；攻坚破积之品多为咸寒，如土鳖虫、地龙，应佐以温经养血之品，如细辛、桂枝、当归等，这样才能发挥最佳疗效而不出现副作用。

〔司维，万毅．周绍华运用虫类药治疗神经系统疾病经验总结．北京中医药 2011；30（8）：585－587〕

二十四、滋阴清热、生津化痰治颤证

患者，男，77 岁。2008 年 12 月 31 日初诊。

帕金森综合征病史多年，已卧床不能自理。2008 年 10 月底因吸入性肺炎入院，保留肠管供给。症见：体质极度瘦弱，神志尚清，躯体时有震颤，吞咽障碍，咯痰量少，口干咽痛，夜间体温 37.7℃，苔干舌红，脉细。

西医诊断：帕金森综合征合并吸入性肺炎。

中医诊断：震颤。

辨证：阴津亏耗，虚热内扰。

治法：滋阴清热、生津化痰之法。

处方：沙参、麦冬、石斛、玄参、浙贝母、瓜蒌仁、金银花、化橘红、茯苓、地骨皮、生石膏（先煎）各15g，生地黄、炙龟甲（先煎）、炙鳖甲（先煎）各20g，生牡蛎（先煎）30g，石菖蒲40g，杏仁、阿胶珠、连翘、葶苈子各10g。服药7剂。

二诊：2009年1月15日。因患者肠管给药量小，故前药服用了14天。药后，患者体温已恢复正常，偶有白痰，仍感口干，咽痛，大便不畅。前方去杏仁、金银花、连翘、化橘红、葶苈子、茯苓、地骨皮、阿胶珠，改生地黄、炙龟甲、炙鳖甲、石菖蒲均为15g，瓜蒌仁加量到30g，并加天花粉、明天麻、钩藤、炒黄芩各10g，僵蚕6g，炒莱菔子15g。服药14剂。

此后患者多次复诊，刘氏（刘燕池）均以沙参、麦冬、石斛、生地黄、玄参、天花粉、石菖蒲、炙龟甲、炙鳖甲、生牡蛎、浙贝母、明天麻、钩藤、僵蚕为主方，随症略有加减。时至今日，患者仍安在。

按语：帕金森综合征是一种难治的神经系统疾病，又称震颤麻痹，以震颤、肌肉强直及运动减少为主要临床特征。关于帕金森综合征的中医病机，早在《内经》中即有描述。《素问·至真要大论》云："诸风掉眩，皆属于肝……诸痉项强，皆属于湿……诸暴强直，皆属于风。"后世医家在《内经》的基础上，对本病的认识也日趋深刻。本病为脑髓与肝脾肾等脏器受损而发生的退行性病变，但以肾为根，脾为本，肝为标。肾虚精亏，筋脉失荣，脾虚生化不足，致脑髓失充，或痰热动风，致使心神失主，筋脉肢体失控，是其病因病机。平肝息内、化痰通络、活血化瘀、扶正培本为常用的治疗原则。本例帕金森综合征患者，年老体弱，素体肝肾不足，初诊时尚有发热未愈，刘氏临证思辨，并未刻守病机，急于治风、解痉，而是知常达变，认为病久当以扶正为先，先予沙参、麦冬、石斛、生地黄、玄参、炙龟甲、炙鳖甲、地骨皮、阿胶珠等大量滋阴潜阳、养阴清热之品，顾护阴津，再予金银花、化橘红、生牡蛎、浙贝母、杏仁、连翘、葶苈子、生石膏、瓜蒌仁、茯苓清肺解毒、化痰退热，辅以石菖蒲开窍醒神。待二诊之时，患者发热已退，正邪交争趋于平稳，故去除大量的清肺化痰之品；滋阴生津之品也相应减少，又加入炒莱菔子15g以防太过滋腻；瓜蒌仁加量到30g，给余邪以出路；并加明天麻、钩藤、僵蚕息内止痉。此后的复诊，这一立法方药均未改变，仅做微调，效不更方。

〔邢兆宏，马淑然．刘燕池滋阴学术思想及验案举隅．中华中医药杂志2010；25（3）：393〕

二十五、滋补肾阴、平肝潜阳治颤证

王某，男，82岁。2002年6月28日初诊。

既往有大脑动脉硬化病史8年。1年前出现双手震颤、步态不稳，西医诊为"帕金森综合征"。曾服盐酸苯海索、多巴丝肼少效而来诊。诊见：患者面部表情僵滞，情绪易激动，左手呈搓丸样动作，取放物品困难，行走时上身前倾呈前冲状，步履不稳，伴头晕眼花、腰酸乏力、心烦失眠、大便干结，舌暗红边有瘀斑，苔少，脉弦细。

辨证：肝肾亏损，筋脉失养，虚风内动，痰瘀阻络。

治法：养阴平肝、息风通络、佐以化痰。

处方：天麻（先煎）、麦冬、绿萼梅、炒僵蚕、郁金各10g，炒酸枣仁、小麦、枸杞子各30g，钩藤、白芍、丹参、石斛、牛膝、太子参、丝瓜络各15g，炒黄连3g，炙甘草5g，佛手、石菖蒲各6g。每天1剂，水煎服。

服14剂，震颤明显减轻，睡眠好转，大便较通畅，情绪稳定，守方加炙龟甲、龙骨各15g，太子参30g。续服120剂后，患者震颤消失，头目清爽，行走时上半身前倾、步态不稳明显改善，纳增寐安。续服前方2个月后，以滋补肾阴、平肝潜阳、化痰祛瘀、益气和胃之膏滋药口服1个月，病情稳定，并连续2年冬季服用膏滋药。随访3年，震颤消失，行走已无前冲状，步态平稳。

按语：帕金森综合征属中医学"颤证"范畴，多发生于老年人。本例患者年高，肝肾精血亏损，肝风内动；阴水亏损，继之肝血亦枯，精亏于下，不能涵阳，气血失衡，而生痰、瘀，阻滞脉络；肝主筋膜，赖阴血濡养，肝阳上亢，肝风内动，筋脉失养，随风而动则震颤不已。方中以天麻、钩藤、龙骨、黄连平肝潜阳、清泻肝火；枸杞子、石斛、炙龟甲、白芍、麦冬滋养肝肾阴精，滋水涵木息风；太子参、炙甘草益气健脾助运；佛手、绿萼梅芳香清淡，疏肝理气和胃；丹参、炒僵蚕、丝瓜络、石菖蒲、郁金活血化痰、通络开窍治其标；酸枣仁、小麦、龙骨养心安神。全方治病求本，兼顾标证，缓图收功。

〔李航，杨少山. 杨少山应用养阴法治疗疑难杂症验案4则. 新中医 2007；39（1）：62－64〕

二十六、滋养肝肾、益气通络治颤证

魏某，男性，12岁，河北人。1973年11月18日初诊。

其父代主诉：1970年9岁时，曾受一次大的惊恐，并较长时期的忧惧，以致大便日溏泄2～3次，手颤动不休，平举更甚，腿痿软，走路曾跌倒过，目远视模糊，头晕。中医按风治，西医给镇静剂，3年来无效，故来就诊。切其脉两尺虚，左关现弦细，舌红无苔。

论析：综合症脉，是属阴虚。肾因恐损伤阴精而累及肝，至发生种种病态，其本在肾。

治法：应取六味地黄丸为主以滋养肾肝，从培本入手。

处方：熟地黄12g，山茱萸6g，怀山药6g，建泽泻4.5g，粉丹皮4.5g，云茯苓4.5g，枸杞子6g，甘菊花3g，五味子4.5g，麦冬4.5g，补骨脂3g，胡桃肉3g。水煎服。

二诊：12月23日。服药30余剂，左关弦象已无，颤抖见稳定，腿不软，大便日1次。唯目不能远视，多梦。原方加龙骨再服，以敛目神而止多梦。

三诊：1974年3月14日。颤抖已基本痊愈，余症亦消失，唯着急时颤抖仍稍出现，前方加巴戟肉、鹿角以壮肾，善后。

按语：肾在志为恐，《素问·阴阳应象大论》云"恐伤肾"，《素问·举痛论》云"恐则气下""恐则精却"；《灵枢·本神》云"恐惧而不解则伤精，精伤则骨酸痿厥"；又《素问·脏气法时论》言"肝病者……虚则目䀮䀮无所见，耳无所闻，善恐如人将捕之"。总观内经之说，此患儿脉两尺虚，左关现弦细，舌红无苔。综合症脉，是属阴虚。其病乃因惊恐伤肾，累及于肝，故治疗上以滋补肝肾为法。处方以六味地黄丸合麦味、杞菊再加入青娥丸之半而成。六味地黄丸源于宋代医学家钱乙的《小儿药证直诀》，小儿阳气稚嫩，自金匮肾气丸中减去桂枝、附子这两味药，制成六味地黄丸，原治小儿发育不良，表现为立迟、行迟、发迟、齿迟、语迟的"五迟"证，是滋补肾阴的基础方剂，配伍组方上具有"三补三泻"的特点。应用此方，再合麦味以敛肺纳肾，合杞菊以治头晕目弱，更反佐以轻量的温品，予补骨脂、胡桃肉，推动阴药，更兼照顾大便溏泄。

〔陈可冀．岳美中医学文集．北京：中国中医药出版社，2000〕

二十七、补益肝肾、舒筋通络治痹证

患者，女，79岁，已婚，退休。2009年8月13日初诊。

患者右腰腿疼痛3年，行走或久站即作，坐、卧位缓解，以至不能独自行动。摄片示：腰椎退行性变，腰3轻度变扁压缩。予西药治疗，但因上腹痛而停药。大便干结，日行1次，小便正常。有高血压、脑梗死病史，现服硝苯地平、通心络、尼莫地平、阿司匹林等。刻下：血压：110/65mmHg，心率72次/分，律齐，未闻及病理性杂音。舌红，少苔而剥，脉细弦。

辨证：肝肾阴虚，筋骨失养，经络痹阻。

治法：补益肝肾，舒筋通络。予左归丸合白薇煎出入。

处方：生地黄10g，玄参10g，山茱萸10g，炙龟甲（先煎）10g，当归10g，赤白芍各10g，白薇10g，鸡血藤15g，牛膝10g，泽兰10g，杜仲10g，炮穿山甲（先煎）5g，炒续断10g，制狗脊10g。每日1剂，水煎服。

二诊：9月4日。上方连服21剂，右腰腿痛明显减轻，久站腰腿轻痛，行走有酸感，然已能自行行走，大便通畅。血压138/65mmHg，舌嫩红，苔薄少，脉弦缓左细。上方加枸杞子10g。14剂。

三诊：9月19日。腰腿痛继见，能自由行走，舌红稍淡，苔薄少，脉弦缓。守方加补骨脂10g。

14剂药后腰腿痛缓解，至2010年冬未复发。

按语：患者腰腿疼痛，当属中医"痹证"范畴。《素问·脉要精微论》云："腰者，肾之府，转摇不能，肾将惫矣。"《素问·至真要大论》则云："湿淫所胜……腰似折，髀不可以回。"肾者主骨生髓，腰为肾之府。患者年逾古稀，肝肾阴虚，精血不足，筋骨失养，经络痹阻，腰腿疼痛不利于行。故治拟滋养肝肾、舒筋通络。方以左归丸、白薇煎合用，左归丸方较熟悉，在此不再详述。白薇煎方中白薇味苦、咸，性寒，清热益阴、利尿通淋、解毒疗疮，《本草正义》《名医别录》均谓能滋阴益精；泽兰苦、辛，微温，活血化瘀、行水消肿、解毒消痈，《本草求真》谓其"九窍能通，关节能利，宿食能破，月经能调，癥瘕能消，水肿能散，产后血淋腰痛能止，吐血、衄血、目痛、风瘫、痈毒、扑损能治"；穿山甲味咸，性微寒，活血散结、通经下乳、消痈溃坚，张锡纯谓其"走窜之性，无微不至，故能宣通脏腑，贯彻经络，透达关窍，凡血凝血聚为病，皆能开之"（《医学衷中参西录》）。合而用之，具滋阴益精、通行血络、祛瘀透邪之功。左归丸、白薇煎合用，去药性偏温之菟丝子、鹿角胶，加玄参取增液汤之意以润肠通便，加当归、赤白芍、鸡血藤、杜仲、续断、狗脊以加强补肝肾、强腰膝、活血通络之功。前后服药近50剂，3年痛疾终得消除。

〔高红勤，周仲瑛. 学习周仲瑛教授应用白薇煎治痹经验之体会. 中国中医药信息杂志2011；18（9）：85-86〕

二十八、养阴清火、祛风通络治三叉神经痛

王某，女，58 岁，退休教师。2005 年 10 月 25 日初诊。

患者于 3 年前因受风后引起右侧面部疼痛，呈阵发性刀割烧灼样痛，以口耳及鼻睚、眼睚处为甚。发作时面部肌肉抽搐，流泪流涎，口唇不能闭合，亦不能张口说话，痛作时欲死，初起时多因说话、吃饭、刷牙或受风及刺激后骤然诱发。近 2 年来有所加重，无明显诱因均可发作。因此，患者不能张口说话，不敢刷牙及用力漱口，亦不敢吃硬物，只能进食少量稀软食物，靠服卡马西平止痛。但面部仍有隐痛或不适感，曾试图减少服用量或漏服一次，均可引起疼痛的剧烈发作。起病后患者曾多处求医并做过多种检查，均未发现器质性病变，诊为"三叉神经痛"。诊见患者面部皮肤潮红，右侧面部皮肤松弛微肿，右侧颈项部僵硬，活动不便。平素大便干，3 ~ 4 天 1 次，口中有臭秽之气，舌质绛紫暗、胖大，边有齿痕，苔白厚微黄，脉细弦滑。

辨证：风邪闭阻脉络，胃阴不足，虚火上扰。

治法：养阴清火，祛风通络。

处方：蜈蚣 3 条（3g），全蝎 10g，白僵蚕 10g，石斛 12g，天花粉 12g，葛根 12g，赤芍 12g，知母 10g，黄连 10g，白芷 10g，细辛 10g，防风 10g，川芎 10g，生地黄 12g，荆芥 10g，羌活 12g，甘草 6g。

3 剂后疼痛明显减轻。故以前方继进 3 剂。服药期间，曾漏服一次卡马西平，未引起发作。守方继服，并嘱逐渐减少卡马西平用量，每次服药量从半片开始减少，一周后再减半片，直至停服。5 剂后能张口说话，可以缓慢刷牙，能吃稍硬食物，口腔臭秽气消失，大便正常，颈项部无僵硬感。其疼痛虽有发作，但持续时间短，疼痛性质减轻，能够忍受，无流泪流涎现象。右侧面部皮肤正常，水肿消失。舌质色泽转红，苔白微厚。以前方加茯苓 10g，丹参 12g。继服 20 剂后于 2005 年 12 月 4 日诊，述疼痛一直未再发作，卡马西平已于 1 周前完全停服。为巩固治疗，以

上方继进6剂，嘱隔日1剂。追访3年未复发。

按语：本案诊为三叉神经痛，属中医头痛之证，中医辨证为阴虚火旺证。风邪闭阻脉络，胃阴不足，虚火上扰所致，外感或内因均可引起。其疼痛剧烈，经久不愈，故又可称为"头风"，临床治疗较为棘手。清代叶天士《临证指南医案·头痛》邹时乘按曰："头为诸阳之会，与厥阴肝脉会于巅，诸阴寒邪不能上逆为阳气窒塞。浊邪得以上踞，厥阴风火乃能逆上作痛，故头痛一证，皆由清阳不升，火风乘虚上入所致。"本案例属老年女性，年过七七，气血阴精不足，虚火上扰于清窍，脉络空虚，经脉失养，风邪入中，致脉络拘挛而为病。其伴有颈项部僵硬，活动不灵，口中流涎流泪，故以羌活、荆芥、防风、细辛、白芷辛温散寒，疏风止痛；葛根善治项背强。其口中臭秽，便干，舌质绛紫暗、胖大，边有齿痕，苔白厚微黄，属久病气血不续，血瘀湿热，津不上升，加之血热而阴血受伤，故用石斛、天花粉、生地黄、黄连之类养阴清热，使阴生虚火自降，经脉得以濡养。又本证经久不愈，痛久入络，又夹瘀滞之象，故加全蝎、蜈蚣、白僵蚕等取其钻锥之义，以搜逐血络，宣通阳气，更加丹参、赤芍以肋活血化瘀之力。故治疗方能取效。

〔魏秀峰．三叉神经痛验案1例．中国中医药现代远程教育 2009；7（2）：117〕

第二节 在呼吸系统疾病中的应用

一、滋养肺肾、化痰止咳治咳嗽

陆某，男，66岁。1988年10月15日初诊。

咳嗽1年余。去岁入秋因感冒引起咳嗽，经外院中、西医反复治疗，咳嗽未瘥，已有1年余。刻下咳嗽阵作，咳痰颇多，痰色白，质黏稠，咯之欠畅，并伴胸闷、气短、心悸，夜间平卧则咳嗽加剧，胃纳尚可，大便亦调。舌苔薄白腻，舌质红，脉细数带滑。听诊：心律齐，心率 110 次/分；两肺呼吸音粗糙，偶尔闻及哮鸣音。

西医诊断：肺内感染。

中医诊断：肺肾阴亏、痰饮内盛之咳嗽。

治法：滋养肺肾，佐以化痰止咳。

处方：大熟地黄 45g，全当归 20g，白茯苓 15g，陈广皮 9g，炙甘草 15g，制半夏 15g。7 剂，水煎服。

复诊：服药 7 剂后，咳嗽、气急、胸部满闷均有显著改善，夜间已能平卧，心悸较平（心率 90 次/分），夜半喉中痰鸣声，咯之欠利，时有泛恶，口渴喜饮，继服上药加淡干姜 6g，小川连 3g，西潞党 15g。再服 7 剂，上述诸症均瘥。

按语：咳嗽痰多胸闷等症，一般都不敢重用熟地黄，甘草亦在忌用之剂，而本案则考虑患者年已六旬，肾气已亏，肺为肾之母，母病及子，肾气更亏，金亏水涸，阴津受损，故咳嗽缠绵日久，仍选用张景岳的"金水六君煎"原方，熟地黄一般用量为 9 ~ 15g，当归用量为 9 ~ 12g，而裘氏则重用之，将熟地黄剂量加至 45g，当归用量加至 20g，以增强滋养肺肾、养阴和血的治本作用。以二陈汤燥湿化痰以治标，标本兼治，重在治本。故患者服药 7 剂后，咳嗽、气促、胸闷、心悸均有明显改善。但患者喉中仍有痰声鸣叫，咯之欠畅，故转方时又加用辛散苦泄之法，用干姜、黄连开肺气、降痰浊；并用党参扶正益气，使脾得健运而水湿得化。患者续服 7 剂后，诸恙均瘥。年久之咳，半月即愈，患者倍感欣喜，嗣后其亲友凡遇久咳不愈者，求治于裘氏，亦多收良效。

〔贺兴东，翁维良，姚乃礼. 当代名老中医典型医案集. 北京：人民卫生出版社，2009〕

二、养阴润肺、清肺化痰治咳嗽

朱某，女，56 岁，住柏木公社。1977 年 2 月 8 日初诊。

患食管肿瘤年余。半年前经某肿瘤医院放疗多次，饮食已能下咽，但呛咳甚剧，夜难着枕，业已半年，咳嗽欠爽，咽关红肿，纳谷极少，形体日削。苔光舌红，脉细数。

西医诊断：放射性气管炎。

中医诊断：肺阴亏耗之咳嗽。

治法：养阴润肺，清肺化痰。

处方：北沙参、大麦冬、玄参、全瓜蒌各15g，杏仁、冬瓜子、桔梗各10g，甘草5g，白蜜（冲）30g。

复诊：服药3剂，咳嗽明显减轻，入夜已能平卧。吐痰少，咽关肿痛亦松，唯纳少神疲。以前法入山药、白术、玉竹、石斛、扁豆之品，调理3个月，咳逆悉平，身体逐渐恢复健康，随访2年未发。

按语：八纲辨证中咳嗽有外感、内伤之分，治疗应分清正邪虚实。本例患者原有"噎膈"之疾，气血痰三者互结于食道，损伤胃气，叶天士《临证指南医案》中曰："夫噎膈一症，多因喜、怒、悲、忧、恐五志过极，或纵情嗜欲，或恣意酒食，以致阳气内结，阴血内枯而成。"可见患体阴液本已虚弱，复经放疗，射线照射似火热之邪，最易耗伤阴津，肺阴亏虚，肺失滋润，金燥则鸣故呛咳剧烈；阴精不能充养见形体消瘦；苔光舌红，脉细数均属肺胃阴亏耗，阴虚内热之征。《景岳全书·咳嗽》云："外感之邪多有余，若实中有虚，则宜兼补以散之。内伤之病多不足，若虚中夹实，亦当兼清以润之。"治疗上宜滋养肺胃之阴，方中沙参性寒，补五脏之阴，专补肺气，金能受火克者宜之；麦冬甘寒之性滋养肺胃之阴，善养阴清热、润肺止咳；玄参苦而甘，苦能清火，甘能滋阴，既可治咽喉肿痛，又可与沙参、麦冬配伍养阴增液；桔梗开宣肺气，祛痰止咳；杏仁利肺气使肺气宣降有权；冬瓜子、全瓜蒌清肺热化痰止咳；甘草、白蜜滋润肺燥。诸药合用效显。复诊取沙参麦冬汤之意，加玉竹、石斛清养肺胃，生津润燥；肺阴亏虚，其源实本胃，胃阴不足，则肺津不继，复诊于方中加山药、扁豆补脾胃以资化源，即赵献可所谓的"不治肺而治脾，虚则补其母之义"。

〔王德元．王德元老中医临证备忘录．北京：化学工业出版

社，2012]

三、养阴生津、清燥救肺治咳嗽

赵某，女，58 岁。

咳嗽月余，久治不效，症见呛咳上气，呼吸不利，咳痰带血丝，声音嘶嘎，喉间干痒，头痛似刀劈，大便干结，三日一次，食欲不振，舌质绛干，苔薄白，脉浮大。

辨证：燥热咳喘。

治法：清燥救肺，养阴生津。

处方：北沙参 15g，天、麦冬各 10g，瓜蒌仁 15g，百部 10g，紫菀 10g，白前 15g，枇杷叶 10g，杏仁 10g，川贝母 10g，桔梗 6g，菊花 6g，生甘草 3g。4 剂。

二诊：头痛止，咳减血止，呼吸平顺，胃纳增，大便每日 1 次，舌红润，脉略数。

处方：北沙参 15g，怀山药 15g，百部 10g，紫菀 10g，瓜蒌仁 12g，白前 15g，麦冬 10g，玉竹 10g，川贝母 10g，杏仁 10g，枳壳 6g，生甘草 3g。4 剂。

三诊：诸症悉除，唯尚有间隔呛咳，主以补土生金润燥以善后。

处方：玉竹 15g，黄精 15g，怀山药 15g，扁豆 15g，百部 10g，紫菀 10g，白前 10g，瓜蒌仁 10g，枳壳 10g，白芍 10g，生甘草 3g。

5 剂愈。

按语：咳嗽的基本原理是肺失肃降，肺气上逆。"咳嗽不止于肺，而亦不离乎肺"，故在辨证用药时要以肺为中心，但也须考虑其他脏腑的病变。《景岳全书·咳嗽》："咳嗽之要，止惟二证……一曰外感，一曰内伤而尽之矣。"患者年近六旬，素体已虚，虽无明显外感诱因，但年老体瘦则考虑阴虚日久，咳嗽月余，加之时届秋燥之令，燥气伤人，邪气直中，故见声音嘶嘎，喉间干痒。燥邪侵袭肺络，则见痰带血丝；侵扰头络，则有头痛如刀劈；肺与大肠相表里，伤阴日久，运化失司，则大便干燥；舌质绛红，则示肺有燥邪入里化热，热则鼓气外出，可见脉浮大。治以清肺润燥止咳，方以清燥救肺汤加味，佐以止咳之方药中北沙参、天麦冬、瓜蒌养肺阴以治其本，加以百部、紫菀、白前、杏仁、贝母、桔梗等止嗽散化裁以对症止咳治疗，两者相合使肺阴得补，进而鼓邪以出，避免闭门留寇，佐以桔梗、菊花、甘草以补肺健脾。二诊时以健脾药为主，取其培土生金之意，并基于"脾为生痰之源"之法，以健脾使痰有所出路，但补脾之时须考虑顾护脾阴。三诊时，运用大量的止咳之药使余邪尽去，则诸症自除。

〔漆济元．名老中医漆济元医案珍藏录．南昌：江西科学技术出版社，2002〕

四、益气养阴、化痰降逆治肺癌术后咳嗽

滕某，男，64岁，浙江嘉善人。2005年12月9日初诊。

肺癌术后伴咳嗽3个月。3个月前，患者因确诊为"肺癌"而行手术治疗，手术后患者时有咳嗽少痰，气短，神疲乏力，口咽干燥，大便溏薄。2005年12月嘉善人民医院痰培养未找到脱落细胞，胸片提示：肺癌术后。

论析：肺癌术后，耗伤气阴，肺失宣肃，则咳嗽少痰，气短乏力，口咽干燥；久病子病及母，脾气亦亏，故见大便溏薄，神倦乏力。

治法：益气养阴，化痰降逆，辅以清理余毒。

处方：炙黄芪15g，旋覆花10g，代赭石20g，北沙参15g，天、麦冬各12g，川、浙贝母各6g，白花蛇舌草15g，猫人参20g，蔓荆子15g，炒川芎9g，广木香6g，砂仁6g，首乌藤30g，炙款冬花15g，诃子肉15g，炒薏苡仁20g，车前草15g，白茯苓15g。14剂，水煎服，日1剂，分2次服。

嘱调情志：宜安心静养，避免情绪急躁；慎饮食：忌辛辣刺激之品；慎起居，避风寒。

二诊：服前方后，咳嗽症平，气短乏力，便溏。肺宣降功能趋常，但仍气阴两虚明显。治再以原方化裁。

处方：炙黄芪 15g，潞党参 15g，北沙参 15g，天、麦冬各 12g，浙贝母 9g，白花蛇舌草 15g，猫人参 20g，半枝莲 15g，丹参 15g，广木香 6g，砂仁（后下）6g，诃子肉 15g，石榴皮 15g，炒薏苡仁 20g，车前草 15g，白茯苓 15g。14 剂，水煎服，日 1 剂，分 2 次服。

按语：本案为肺癌术后，正气大伤，证属气阴不足，兼有肺失宣肃之候，急则治其标，故初诊治疗以化痰降逆为主，并配以益气养阴之品，兼顾正气。二诊时，咳嗽已平，气阴未复，治疗以补益气阴为主。另外，余毒未清，气阴难复，故清理余毒贯穿于治疗始终，配合扶正之品，攻补兼施。

〔贺兴东，翁维良，姚乃礼. 当代名老中医典型医案集·内科分册（上册）. 北京：人民卫生出版社，2009〕

五、养阴益胃治咳嗽

李某，男，14 岁，郑州市人。2008 年 5 月 16 日初诊。

咳嗽、胃痛 3 个月。3 个月前因感冒咳嗽，输液抗菌 1 周，咳嗽未愈，胃痛又加，屡治不愈，纳差食少，消瘦乏力，咽干痒即咳，体重下降 10kg。脉沉细无力，舌质淡红，舌体胖大、边有齿痕，苔薄白。

论析：此为上感引起咽炎，抗菌消炎伤胃，纳运失司，谷气下流，阴火上乘，气逆而咳。

诊断：咳嗽。

辨证：脾虚失运，阴火上乘。

治法：养阴益胃，清喉利咽。沙参麦冬汤加减。

处方：辽沙参 30g，麦冬 15g，百合 20g，枳壳 15g，炒莱菔子 15g，浙贝母 12g，甘松 15g，枇杷叶 30g，射干 20g，桔梗 15g，炒牛蒡子 15g，连翘 15g，蒲公英 30g，甘草 10g。8 剂。水煎 2 遍，滤净合并，分早中晚 3 次温服。

按语：《素问·咳论》有云："五脏六腑皆令人咳，非独肺也。"凡其他脏腑功能失调，影响到肺的宣发都可产生咳嗽，并不是单纯外邪犯肺或者肺脏自身病才会引起咳嗽。本患者有胃病史，久病必虚，则脾胃的脏腑气机必定受到影响，脾失健运，痰浊内生，再加之外邪引动内生痰湿，上犯于肺，则发咳嗽。舌脉佐证。用药应该以顾护脾土治其本，加之镇咳祛痰之法治其标，标本兼顾。气上呛，咳嗽生，肺最重，胃非轻。胃为燥土，润则降，燥则逆，气逆而咳生。沙参、麦冬、百合养阴益胃，降肺胃之气逆，为之君；胃和则降，枳壳、炒莱菔子、甘松、枇杷叶，助君药和胃、下气之力增，故为之臣；咽炎乃肺胃之阴火上乘所致，射干苦寒，清热利咽，疗咽壁之圣品，桔梗、牛蒡子、浙贝母、连翘、蒲公英，疏风清热、解毒利咽，共为之佐；甘草调和诸药而解毒为使。全方共奏养阴益胃、清喉利咽、下气止咳之功。

〔赵法新．中医师承心悟．郑州：中原农民出版社，2011〕

六、滋阴补肾、润肺止咳治咳嗽

申某，女，71 岁。2006 年 2 月 8 日初诊。

患咳嗽变异性哮喘半年余。患者半年前无明显诱因出现干咳，无痰，未经医治，后加重，以抗生素治疗，效果不明显。一个月前咳嗽加重，遂来就诊。刻下见：咳嗽无痰，口干咽痒，气短，但无气喘发作，寐差，小便黄，大便稍干。舌质红，苔黄，脉细。既往患糖尿病，高血压病，冠心病。气道激发试验阳性，空腹血糖 8.9mmol/L。

论析：患者为老年女性，患多种慢性疾病，日久肺肾两虚，且久咳伤阴，痰热内生，肺气不宣，可见干咳少痰，口干咽痒，小便黄，大便稍干。舌红、苔黄、脉细为肺肾阴虚，痰热壅肺之舌苔脉象。

诊断：咳嗽（咳嗽变异性哮喘）。

辨证：肺肾阴虚，痰热壅肺。

治法：滋阴补肾，润肺止咳，清肺平喘。方拟六味地黄汤加减。

处方：生、熟地黄各 10g，山药 12g，山萸肉 12g，牡丹皮 12g，丹参 15g，黄精 20g，天花粉 12g，麻黄 6g，杏仁 12g，前胡 15g，紫菀 15g，款冬花 15g，板蓝根 30g，知母 12g，黄柏 12g，川贝母 12g，浙贝母 20g。7 剂，水煎服，日 1 剂。

加用降糖药。防劳累着凉；忌食辛辣；调节情志。考虑到患者可能存在过敏性体质，每天服用酮替芬 1mg，或西替利嗪 10mg。

复诊：服药 7 剂后，症状减轻，但仍有咳嗽、口干，乏力，活动后加重，空腹血糖 6.3mmol/L。继以补肾润肺法巩固疗效，继用原方 14 剂。14 剂后，诸症缓解，继服固本咳喘片、六味地黄丸巩固疗效。随访 3 个月，病情平稳。

按语：方用六味地黄汤滋补脾肾。其中黄精养阴补肺；麻黄、杏仁宣肺平喘；前胡、紫菀、款冬花、川贝母、浙贝母止咳平喘；知母、黄柏滋阴清热。全方共奏滋阴补肾，润肺止咳，清肺平喘之效。咳嗽变异性哮喘，多被误诊。本例合并糖尿病，表现为肺肾阴虚。肺为娇脏，喜润恶燥，肺阴不足，则肺失宣降而干咳。便干溲黄，为下焦阴液已伤之征。故全方应补肾滋阴，润肺止咳。标本兼治的范例。

〔贺兴东，翁维良，姚乃礼. 当代名老中医典型医案集·内科分册（上册）. 北京：人民卫生出版社，2009〕

七、养阴清热、化痰散结治肺结节病

邢某，女，47 岁。1979 年 4 月 19 日初诊。

1977 年 8 月起咳嗽，不规则发热伴全身关节疼痛。1978 年 3 月，经某医院摄胸片，发现两肺中、下满布结节。颈淋巴结活检，诊断为"肺结节病"。经激素治疗，关节疼痛发热得以控制，激素减量后，肺部结节又复如前，乃请中医治疗。诊查：胸部闷痛，咳嗽，痰少质黏，头痛寐差，饮食尚可，二便正常。舌苔薄白，脉细弦。

辨证：肺阴不足，痰气交滞，肺络瘀阻。

治法：养肺化痰，活血祛瘀，软坚散结。

处方：南沙参 12g，京玄参 10g，生牡蛎 30g，炙百部 10g，昆布 12g，海藻 12g，紫丹参 10g，杜红花 6g，炒三棱 5g，炒莪术 5g，黄药子 10g，白花蛇舌草 30g。

二诊：药后胸闷胸痛减轻，咳痰亦少，唯寐差，纳不香。方药合机，仍予养肺化痰，活血软坚。

处方：南沙参 15g，麦冬 10g，生甘草 6g，海藻 12g，黄药子 10g，生牡蛎 30g，昆布 12g，炒三棱 6g，炒莪术 5g，紫丹参 15g，炙远志 5g，白花蛇舌草 30g。

三诊：经中药调治 3 个月，诸症悉减，已无明显不适，胸片复查，肺结节病灶明显吸收（约 2/3）。舌苔薄白，脉细弦。以原法继服。

处方：南沙参 15g，麦冬 10g，生牡蛎 30g，昆布 10g，海藻 10g，炙百部 10g，紫丹参 15g，炙远志 5g，黄药子 10g，炒三棱 6g，炒莪术 5g，白花蛇舌草 30g。

1979 年 11 月 8 日摄胸片示病灶较前明显好转，此后患者常服上方，病情一直稳定。1980 年 7 月 3 日再进行胸片复查，除右下肺有少许结节外，余肺正常。

按语：结节病是一种原因不明的多系统受累的肉芽肿性疾病，可累及全身所有器官。肺和胸内淋巴结受累最为常见。该患者以胸闷、胸痛、咳嗽、痰黏为主要表现，故病位主要在肺。肺主气司呼吸，主行水，朝百脉，主治节，有"华盖""娇脏"之称。《素问·病能论》说："肺者脏之盖也。"肺为清虚之脏，不耐邪侵，外邪侵袭，或他脏累及，均可导致肺病。本例患者为久咳肺阴亏耗，胸膈复有顽痰胶结，气因痰阻，继而肺络郁滞。故以沙参、麦冬、玄参等养阴润肺，百部、远志化痰止咳，牡蛎、海藻、昆布软坚化痰，黄药子、白花蛇舌草清热解毒，化痰散瘀，配合三棱、莪术、丹参活血化瘀，共奏养阴清热，化痰散结之功，取得良好的疗效。

〔董建华，王永炎．中国现代名中医医案精粹（第3集）．北京：人民卫生出版社，2010〕

八、养阴润燥、清火补肾治鼻渊

陶某，男，33岁。2009年2月24日初诊。

患者近7年多来，时出现鼻痒、鼻塞，尤以换季明显。西医诊断为"过敏性鼻炎"。给予相关药物治疗，效果不佳。去年5月份又因交通事故，曾撞伤鼻部致鼻梁骨骨折，西医相关消炎、校正治疗后，原鼻部症状加重，遂求治中医。刻下见：鼻痒、鼻塞、流清鼻涕，温度有变化则不停打喷嚏，时感鼻中干燥，咽喉不适干疼，夜晚鼻塞严重，睡眠不安，时有憋醒。纳可，大便日1次、质干；体质差、易感冒。舌质黯，苔薄白干，脉沉细。

处方：（1）炒苍耳子10g，辛夷6g，白芷6g，薄荷6g，细辛3g，徐长卿15g，杏仁15g，桔梗10g，生地黄15g，山药15g，山茱萸10g，茯苓15g，泽泻15g，牡丹皮10g。14剂。嘱禁发物、烟酒；饭后服药。

（2）青黛6g，细辛3g，鹅不食草6g，冰片1g（经济条件好可换麝香0.5g），薄荷3g。共研为细末，用小瓷瓶装，临睡前用。吸之前口含一口冷开水，每侧鼻孔吸2下，15min后，将水吐出或吞下均可，每日使用不可超过2次，症状减轻后逐渐减量使用。

按语：本案诊为鼻渊，中医辨证为肾阴亏耗证。本病发病率高、不易根治。其辨证需要分虚实，一般多属实，以苍耳子散辛散为主；若属虚者，多见鼻中干燥、鼻孔发红、咽干不适，若概用辛散通窍，可能有效，但下次再用，则有可能出现流鼻血，可用知柏八味滋肾阴清相火为主，加苍耳子、辛夷、薄荷为辅。另外不管病属虚实，遵"治上焦如羽，非轻不举"原则，辛散通窍的药物用量宜轻，其中细辛的用量尤不可过大，以3克为宜。该病人病程长，虽因风邪上扰清窍，但病久化燥，又有外伤史，已经出现了口鼻、大便干，其治应配滋肾阴，方用六味地黄汤、苍耳子散；桔梗亦作引经药，引药上行；面色无华、精神差、易疲劳者，丸剂中还可加龟鹿胶；外治的方法在《金匮要略》中有明确记载"病在头中寒湿，故鼻塞，纳药鼻中则愈"。另外，养阴同时还要注意其兼证，如兼有外感，病人出现咳嗽、咯痰，说明还有痰湿，应加用二陈汤等；流黄脓涕者加浙贝母、竹茹等清化痰热。

〔桑红灵，李云海．田玉美养肾阴辨治疑难杂病的经验．湖北中医杂志 2012；34（5）：30 - 32〕

九、滋养肺胃、清热益阴治鼻渊

杨某，女，54 岁，澳籍华人。2008 年 4 月 10 日初诊。

5 年来，鼻流清涕，喷嚏频发，鼻腔干燥，不闻香臭，过度通气。每遇冷空气、异味刺激，即速喷嚏连连、清涕如泉。伴口干、咽燥、纳差、食少、便秘等症。脉细数无力，舌质光红无苔，舌脉瘀阻。

辨证：证属肺胃燥热、气阴双虚之鼻渊。

治法：滋养肺胃，清热益阴，活血化瘀，内外合功。沙参麦冬汤加减。

处方：辽沙参 30g，麦冬 20g，百合 30g，玉竹 20g，桑叶 15g，辛夷 15g，白芷 15g，薄荷 15g，粉葛根 20g，天花粉 20g，甘草 10g。20 剂。每日 1 剂，水煎 2 遍，滤净，合并，每日 4 次分服。

按语：初见患者，一副寒证为主要表现，但中医应该因地因时因人的三因制宜。考虑其久居澳地，体质与生活环境与本地有大为不同之势，因此应该仔细辨证。患者脉象细数无力，可见即为寒者，此寒也已入里为虚寒，舌质光红无苔，则为寒邪已经伤阴，胃气被遏所发之象，所以治疗的方向应该以顾护胃气、调养肾阴为主，方用沙参麦冬汤为主辨证加减。沙参麦冬汤甘寒生津、清养肺胃，用于燥伤肺胃、津液亏损而见口渴咽干或干咳少痰、舌红少苔、脉细数者。肺胃燥热，耗伤气阴，故取沙参、麦冬、百合、玉竹、天花粉、桑叶养阴滋胃、清金益肺之功，以润其燥、复其阴、护黏膜、增免疫治其本；取辛夷、白芷、粉葛、薄荷、甘草辛甘透窍。

〔赵法新．中医师承心悟．郑州：中原农民出版社，2011〕

十、清热利湿、滋阴降火治感冒

王某，男，28 岁。1994 年 1 月 11 日初诊。

1993 年 6 月感冒至今不愈，身热，消瘦，西医诊断无甚病证。脉弦数搏指，舌质深红，舌中后苔黄腻。

诊断：感冒。

辨证：肝胆邪火内郁，湿热流连，脏阴已伤。

治法：清肝胆利湿热，滋脏阴降邪火。

处方：柴胡 8g，龙胆草 10g，栀子 10g，黄芩 10g，黄柏 10g，生地黄 10g，沙参 10g，地骨皮 10g，鳖甲 12g，牡丹皮 10g，麦冬 10g，板蓝根 10g，女贞子 10g，白薇 10g。

二诊：1 月 14 日。服上方 3 剂后自觉舒服，热退，药既见效，仍服上方 3 剂。

三诊：1 月 17 日。服上方后病十去其七，脉搏指大减，舌质红亦减，仍服上方 3 剂。

服药后其症即愈。

按语：感冒本为因外感风寒等外邪或时令不正而致病，为八纲辨证之表证，治疗上遵《素问·阴阳应象大论》"其在皮者，汗而发之"，多以解表为主。然本患感冒半年，缠绵不愈，久病伤阴，阴虚津亏，津液不能作汗外出，风邪不解，湿邪难去，为表里同病，属虚体感冒，不可单用发散，若妄用汗法，津液不堪重伤，阴液更亏，其病必剧，易扶正以去邪。患者身热、消瘦乃阴血亏耗，虚火内炽之象，《景岳全书·火证》曰"阴虚者能发热，此以真阴亏损，水不制火也"；脉弦数搏指，舌质深红，舌中后苔黄腻均为肝胆邪火内盛之征。方以龙胆泻肝汤加减，柴胡味轻清芳香，能疏泄外邪，使邪气解而肝胆之气亦舒，又与龙胆草、栀子、黄芩、黄柏、生地黄同用清利肝胆湿热；鳖甲搜邪，使病邪由内达外；沙参、麦冬、女贞子甘寒滋阴生津，遵张景岳滋阴作汗之法，以助汗源，又可避免壅滞、助湿之弊；地骨皮、牡丹皮清虚热，凉血；板蓝根入肝胃血分，清热解毒凉血；白薇苦、咸、寒，可清虚火，除血热。诸药合用，共奏滋阴清热，解表疏散之功。

〔张文瑞. 张文瑞老中医四十年临床辨证精选. 太原：山西科学技术出版社，2011〕

十一、滋阴润肺、化痰止咳治肺痨

范某，男，30 岁。

深秋，咳嗽吐血，痰绿如脓，喉咙燥痒，两颧泛赤，腰背痛胀，胃纳锐减，午后潮热，精神萎弱，确诊为"肺结核"。诊视：脉象虚芤而数，舌干少津。

论析：肺受煎熬，水精被灼，结聚成痰，咳无宁息，血随痰上。

辨证：真阴亏损，虚火炎亢。

治法：壮水制火以滋肺阴，化痰止咳以缓肺急。

处方：琼玉膏（分冲）30g，生地黄、玉竹、蒸薏苡仁、怀山药、炙枇杷叶、藕节各 10g，川续断（盐水炒）、川贝母各 7g，山茱萸、牡丹皮、郁金、川牛膝各 5g。

二诊：数服血止，喉咙燥痒，咳嗽甚密。火灼肺阴，当续滋阴润肺。按上方去玉竹、牡丹皮、藕节，加北沙参 10g，炙紫菀、炙款冬花各 5g。

三诊：咳减八成，喉干舌燥，怔忡不安，烦劳则张，气阴亏损。法当益脾生肺，始克有济。琼玉膏（分冲）30g，炙黄芪、怀山药、熟地黄、阿胶（蛤粉炒）、炙枇杷叶各 10g，西党参、抱茯神、麦冬（米炒）、炒酸枣仁、川续断各 7g，山茱萸、川郁金、川贝母各 5g。

四诊：脉虚缓，舌质润，食欲日增，精神渐振。综上方药斟酌为丸，以固根本。净白蜜1000g，冰糖500g，熟地黄100g，当归身、阿胶珠、肥玉竹、怀山药、炙黄芪、党参、茯神、蒸薏苡仁、炒酸枣仁、麦冬、炙枇杷叶、百合各70g，山茱萸、川贝母、紫菀、款冬花、续断各50g，炙甘草30g。上药熬取浓汁，过滤去渣，蜜糖收膏。每天早、中、晚餐后，各用开水冲服一匙。

按语：本案乃肺痨之证，此证实因结核杆菌所致，即中医所言之瘵虫。此病人一派阴虚火旺之证。壮水之主以制阳光，金水相生为正治，李氏（李聪甫）治病求本，以六位地黄丸补肾为法，故获效颇佳。李氏精研六味一方，认为其遣方用药皆宗伤寒原旨，即本肾脏之性，随肾脏所喜，蕴补于通，用药体用兼顾，动静结合，为后世治疗脏腑病证之典范。李氏认为：临床用药，勿犯五脏之性，随五脏所得，和其气化，以通为补，以调气为补，方可扶正祛邪生新。此证因久病，李氏故配阿胶（蛤粉炒）、琼玉膏（分冲）大补精血；牡丹皮、郁金清热开郁且防留瘀；川贝母、玉竹、枇杷叶、藕节皆润肺养阴、止咳宁血妙品；川牛膝咸平入肾，治腰痛并引血下行；续断（盐水炒）固肾气，味辛苦温，在止腰痛、止血的同时，还能合薏苡仁健运脾胃以防凉腻药碍胃。舍弃泽泻，乃因其"利水通淋，而补阴不足"也。李氏对成方的损益可谓贴切无比，皆缘其对药物性味功用了如指掌也。脾肾兼顾，三诊后病已化险为夷，故又加入麦冬、百合以滋水生金，款冬花、紫菀止咳，更以润肺补肾的白蜜合冰糖熬膏，宗"治慢性病当有方有守"之旨，缓收其功。

〔马继松，吴华强，江厚万．名家教你读医案（第2辑）·李聪甫理血医案理法方药思路评述．北京：人民军医出版社，2011〕

十二、益气养阴、通络消瘤治肺癌

金某，男，80岁。2000年8月4日初诊。

患者右支气管肺癌，前胸隐痛，咳嗽，面色淡白，形瘦乏力。舌红苔薄，脉细弱。

辨证：气阴两虚所致。

治法：益气养阴，通络消瘤。方拟四君子汤合沙参麦冬汤加减。

处方：地骨皮 20g，川石斛 15g，蒲黄 15g，淫羊藿 15g，仙鹤草 15g，土茯苓 20g，党参 12g，白术 12g，茯苓 20g，陈皮 6g，麦冬 6g，天冬 12g，斑蝥 12g，赤白芍各 12g，天龙 2 条，红景天 20g，浙贝母 15g。水煎服，日 1 剂。

复诊：服药 14 剂，前胸隐痛、咳嗽减轻，面色淡白、形瘦稍好转。效不更方，方药略有增减，在原方的基础上继续加益气养阴通络之品，兼以化痰，巩固疗效。连续服药多年，随访至 2006 年 6 月，病情基本稳定。

按语：中医学认为肺癌多属于"肺积""息贲""咳嗽""咯血""胸痛""喘证"等范畴。本例患者右支气管肺癌，前胸隐痛，咳嗽，乏力，面色淡白，形体消瘦，口干不欲饮，乃气阴两虚所致，治宜益气养阴、通络消瘤，以四君子汤合沙参麦冬汤加减治之。方中茯苓、党参、白术益气健脾；地骨皮、石斛、麦冬、天冬、白芍、浙贝母养阴；天龙、斑蝥通络；仙鹤草、土茯苓抑制肿瘤。诸药合用益气养阴通络，又能发挥一定的抑瘤作用，故能收到较好疗效。

〔贺兴东，翁维良，姚乃礼. 当代名老中医典型医案集·内科分册（上册）. 北京：人民卫生出版社，2009〕

十三、养阴益肺、清热化痰治肺癌

患者，男性，51 岁。2001 年 10 月 5 日初诊。

咳嗽、气急 3 个月。2001 年 7 月在当地医院经 CT 确诊为"支气管肺癌（右上）"，大小为 9cm×6cm×6cm，并于同年 8 月行手术治疗。就诊时诉近日诸症加剧，症见咳嗽有痰，胸闷不舒，时感胸痛，以呼吸时尤甚，口干寐差，头晕四肢乏力，胃纳欠佳。苔薄质红，脉弦滑。

辨证：肺阴不足，痰热内蕴。

治法：养阴清肺化痰。

处方：南、北沙参各15g，麦冬15g，生甘草5g，川贝母5g，桑白皮15g，白花蛇舌草30g，半枝莲30g，半边莲30g，蛤壳15g，白前15g，薏苡仁30g，太子参30g，炒谷、麦芽各15g，枸杞子30g。

二诊：服7剂后，咳嗽、气急减轻，胸痛不适犹存。原方中予南、北沙参加量至各20g，加杭白芍15g，橘络5g。

三诊：连服56剂后，诸症改善，精神状态明显好转，胃纳渐增，脉弦滑，苔薄。继以前方加川石斛15g，炙龟甲15g，炒杜仲15g，继续长期服用。

患者于2002年11月复诊时诉肺部CT复查示：右上支气管肺癌，肿块较前缩小（5cm×3cm×2cm）。之后杨氏（杨少山）据情辨证论治，患者配合坚持服药，去年6月复查CT与前片比较未见肿块增大及转移灶，后仍定期复诊。

按语：本案诊为支气管肺癌，属中医的"积聚"范畴，中医辨证为阴虚痰热证，为肺阴不足，痰热内蕴所致。多数病人确诊时已届晚期，来诊时大都失去手术机会，或经其他疗法效果不显，均属正虚邪恋阶段，正如《医宗必读·积聚》指出"积之成者，正气不足，而后邪气踞之"。本案患者癌细胞增殖代谢快，消耗多，营养摄入不足，加之放疗的灼伤，化疗对机体的损伤，导致肺阴不足。肺为水上之源，肺阴虚，导致全身津液亏损，渐见舌红无苔，随着毒素侵入血液，表现为热象，故临床出现阴虚痰热证。肺阴虚为正虚之要，肺脏气阴先虚，而后成积聚，积成之后，肿块腐烂坏死，不仅引起肿块周围发炎，充血水肿，致疼痛加剧，分泌物增多，影响肺功能，遂呈气急、咳嗽痰多，更有甚者，伴咯血、胸痛、唇甲紫绀。前者为痰湿不化，后者为气滞血瘀，均为邪实的表现。治疗针对病机，应用沙参、生甘草、麦冬、川贝母、桑白皮、白花蛇舌草、半枝莲、半边莲、蛤壳、白前、薏苡仁、太子参、炒谷芽、炒麦芽、枸杞子攻补兼施、扶正祛邪，以达到养阴益肺、清热化痰之功效。

〔李航．杨少山运用养阴法治疗举隅．浙江中医学院学报 2005；29（3）：47－48〕

十四、益气通络、滋阴清热治肺转移癌

周某，男，70 岁。2005 年 6 月 13 日初诊。

时值芒种后 8 天。甲状腺癌术后 20 余年，双肺转移 1 年。20 年前发现右锁骨上有一肿块，后于西京医院手术切除，术后病理提示：甲状腺癌。术后放疗。2004 年在西飞职工医院检查 X 线及 CT 提示：发现多个肺转移灶，大约 3 个，最大直径 1cm。遂进行全身化疗。刻症：体重减轻，乏力，纳差，不咳，无痰，无胸闷、气短、发热等症状，二便调。查其面色萎黄，双目有神，语声中平，气息平稳；舌质红，舌苔薄白，脉弦细。

辨证：气阴双亏。

治法：扶正祛邪，滋补肺肾，养阴清热。方拟一贯煎化裁治之。

处方：沙参 30g，麦冬 30g，枸杞子 15g，当归 10g，川楝子 15g，姜虫 10g，浙贝母 15g，胆南星 10g，半夏 15g，黄芪 60g，女贞子 30g，生薏仁 30g，龙葵 30g，乌梢蛇 10g，蜈蚣 2 条，土鳖虫 10g。12 剂，水煎 400mL，早晚分服。

医嘱：合理饮食，调畅情志，劳逸结合。

二诊：服后精神好转，体重增加，偶有咳嗽、咯少许白痰，夜眠时好时差，纳可，二便调。舌质红，舌苔薄黄，脉滑。此乃为切中病机，药证相投，续滋养肺肾之阴，恐滋补碍胃，酌加健脾和胃之品。

处方：沙参 30g，麦冬 30g，枸杞子 15g，当归 10g，川楝子 15g，姜虫 10g，浙贝母 15g，胆南星 10g，半夏 15g，黄芪 60g，女贞子 30g，生薏仁 30g，龙葵 30g，乌梢蛇 10g，蜈蚣 2 条，土鳖虫 10g，炒酸枣仁 30g，柏子仁 30g，炒麦芽 30g，白术 15g，枳壳 15g，荜澄茄 15g。水煎 400mL，早晚分服。

医嘱：畅情志；避风寒；忌膏粱厚味。

三诊：服后患者精神转佳，纳食可，夜寐差，入睡困难，不咳无痰，二便调。舌质红，舌苔白，脉细滑。此乃气阴已渐恢复，效不更法。法当继续扶正祛邪，滋补肺肾，养阴清热，并加强清解肺热之力。方用一贯煎加味。

处方：沙参30g，麦冬30g，枸杞子15g，当归10g，生地黄10g，川楝子15g，姜虫10g，浙贝母15g，胆南星10g，半夏15g，黄芪60g，女贞子30g，生薏苡仁30g，瓜蒌仁30g，龙葵30g，乌梢蛇10g，蜈蚣2条，土鳖虫10g，炒枣仁30g，柏子仁30g，炒麦芽30g，白术15g，枳壳15g，荜澄茄15g，鱼腥草30g。21剂，水煎400mL，早晚分服。

医嘱：坚持服药，定期复查。

四诊：坚持用中药，病情稳定，纳食可，夜寐仍较差，难入睡，易醒，咳嗽偶作，咯少许白痰，大便略干，夜尿频。舌质红，舌苔薄白，脉滑。此乃肺肾气阴两虚、虚热灼津、心神失养所致。法当益气、养阴、退热，故守方治疗，加养心安神之炒枣仁、柏子仁。

处方：沙参30g，麦冬30g，枸杞子15g，当归10g，生地黄10g，川楝子15g，黄芪60g，女贞子30g，姜虫10g，浙贝母15g，乌梢蛇10g，蜈蚣2条，土鳖虫10g，黄连10g，荜澄茄15g，炒枣仁30g，柏子仁30g。21剂，水煎400mL，早晚分服。

医嘱：畅情志；适劳逸。

按语：此案例为甲状腺癌肺转移，甲状腺癌属中医"恶瘿"范畴，肺癌属中医"肺积"范畴。该患者平素性情急躁，肝郁气滞，气滞血瘀，痰湿不化，瘀、痰、湿交阻于颈部，发为恶瘿。病久伤气耗血，津液损伤，致使肺肾阴虚，虚热上扰。气阴双虚，肺失宣肃，痰湿蕴结，而为肺积。予扶正祛邪，滋补肺肾、养阴清热。一贯煎使气阴之虚得补，热祛络通，酌加健脾和胃之品。

〔贺兴东，翁维良，姚乃礼. 当代名老中医典型医案集·内

科分册（上册）. 北京：人民卫生出版社，2009〕

十五、健脾润肺、清热祛毒治肺癌术后转移

张某，男，73 岁。2005 年 10 月 24 日初诊。

时值寒露后 6 天。肺癌术后化疗后。2004 年 10 月体检发现肺内一包块，在西安电力医院做胸部 CT 示：左肺上叶可见 2.8cm×3.0cm 类圆形软组织密度影，分叶，周围有毛刺，纵隔淋巴结肿大。即住入唐都医院行"左肺上叶切除 + 纵隔淋巴结清扫术"，术后病理：鳞癌。后化疗 4 次。2005 年 8 月 24 日突然声音嘶哑，咽部疼痛，于 9 月 8 日检查 PET - CT 示：①颈部、纵隔多处局限性葡萄糖代谢活跃，符合颈部、纵隔淋巴结转移；②肝脏右叶葡萄糖代谢低下。即行 γ 刀治疗 8 次。刻下症：声音嘶哑，咳嗽，痰色白、质黏不易咯出，痰中未见血丝，时感气短，胸闷，活动后心慌，咽干痛，吞咽时有困难，偶有呛饭，夜寐可，二便调。查其面色萎黄，双目有神；舌质红嫩，根白腻，脉沉数细。

辨证：脾气、肺阴亏虚兼热毒互结。

治法：健脾益气，滋阴润肺，清热祛毒。方用枳朴六君子汤合一贯煎化裁。

处方：枳壳 10g，厚朴 10g，党参 30g，白术 30g，茯苓 15g，陈皮 10g，半夏 10g，沙参 30g，生地黄 10g，当归 10g，麦冬 30g，枸杞子 15g，黄芪 60g，乌梢蛇 10g，蜈蚣 2 条，土鳖虫 10g，夏枯草 30g，生薏苡仁 30g，甘草 6g。12 剂，水煎 400mL，早晚分服。

医嘱：避免感冒和劳累；合理饮食。

复诊：服后咳嗽减轻，咳痰减少，纳食改善，仍有喉部发紧不适，痰色白难咯，夜寐尚可，二便调。舌质红苔少，脉滑。此乃脾肺双虚，痰湿壅肺较著所致。法当健脾润肺，化痰祛湿。

处方：枳壳 10g，厚朴 10g，党参 30g，白术 30g，茯苓 15g，陈皮 10g，半夏 10g，沙参 30g，生地黄 10g，当归 10g，麦冬 30g，枸

杞子15g，黄芪60g，乌梢蛇10g，蜈蚣2条，土鳖虫10g，夏枯草30g，生薏苡仁30g，炒麦芽30g，瓜蒌30g，浙贝母15g，僵蚕10g，白芥子15g，苏子15g，甘草6g。12剂，水煎400mL，早晚分服。

医嘱：坚持服药，定期复查。

按语：肺肾阴亏，肺失宣肃，痰湿壅肺，发为肺积。病久酿毒生热，灼伤肺津，肺阴不足，虚热蒸喉，则见声音嘶哑。手术及化疗损伤正气，使正气亏虚。治当扶正祛邪为主，予以健脾益气、润肺养阴、清热解毒。枳朴六君子汤补后天之本，一贯煎滋补肺肾之阴，加虫类药以解毒抗瘤。

〔贺兴东，翁维良，姚乃礼. 当代名老中医典型医案集·内科分册（上册）. 北京：人民卫生出版社，2009〕

十六、滋阴潜阳、收敛止血治右肺癌术后咯血

俞某，女，66岁。2008年5月20日初诊。

呼吸内科住院部床旁会诊，右肺癌术后未化疗。18天前咳嗽、咯血，胸中有热气，双脚发冷。舌绛红无苔如镜面，脉如豆，以左侧尤甚。一直在呼吸内科抢救，双静脉通道输液，吸氧，血未止，奄奄一息。

辨证：阴虚阳亢，虚火损伤肺络。

治法：滋阴潜阳，收敛止血。

处方：龟甲20g，生地黄20g，百合30g，知母10g，冬凌草30g，龙骨、牡蛎各20g，山茱萸20g，三七粉15g，陈棕榈炭15g。6剂。

二诊：5月27日。药后咯血稍减，舌脉如前。原方去陈棕榈炭，加炒麦芽、炒谷芽各20g。6剂。

三诊：6月3日。3天未咯血。加猫爪草20g，北沙参30g，天、麦冬各20g，原方去知母、龙骨、牡蛎、炒谷芽、炒麦芽。10剂。

四诊：6月24日。因自服人参后导致第二次咯血，嘱停用人参。舌尖部有少许薄白苔出现。

处方：龟甲20g，生地黄20g，冬凌草30g，百合30g，白及20g，山茱萸20g，龙骨、牡蛎各20g，炒谷芽、炒麦芽各20g。

按语：本案为肺癌术后，中医辨证为阴虚阳亢证。"邪之所凑，其气必虚"，"久病不愈，非痰即瘀"，刘氏（刘尚义）认为恶性肿瘤病机为虚、痰、瘀相互搏结，阴邪凝集于体内而成。《济生方·失血论治》："所致之由，因大虚损，或饮酒过度，或强食过饱，或饮啖辛热，或忧思恚怒。"刘氏认为恶性肿瘤的发病和免疫功能密切相关，强调"损有余，补不足"的原则，治疗关键在增强免疫功能。总结出了扶正固本、益气养阴、活血化瘀、化痰散结等治疗大法。本案应把握住养阴潜阳、化痰散结的治疗原则。取朱丹溪"大补阴丸"之龟甲、生地黄、知母滋阴降火，张锡纯之"补络补管汤"原方，龙骨、牡蛎、山茱萸、三七收涩止血、补肺络、收敛止血之功；并以生脉饮（北沙参、二冬、五味子）加减出入达益气养阴、敛汗生津之效；常加入炒二芽生复胃气。患者方得以化险为夷，康复如常。值得一提的是该患者两次咯血均与服人参有直接关系，"气有余便是火"，说明人参有补气化火之虞，切忌盲目进补。谨记：天产（飞禽）壮阳，化痰化火，助纣为虐。地产（鸭子、团鱼）为阴，滋阴生津，扶正祛邪。

〔陈云云．刘尚义治疗恶性肿瘤经验．中医杂志2010；51（S1）：109－110〕

第三节 在消化系统疾病中的应用

一、养阴止痛、清热解毒治胃痛

蒋某，女，59岁。2008年12月11日初诊。

既往有慢性浅表性胃炎病史5年，近来胃中隐痛，胃痛绵绵，纳呆，舌红苔黄，脉细数，长期服用各种中西药，疗效不明显。

诊断：阴虚胃热之胃痛。

治法：养阴止痛，清热解毒。

处方：瓜蒌壳20g，法半夏10g，黄连6g，北沙参20g，天、麦冬各20g，五味子10g，蒲公英20g，紫花地丁20g，升麻10g。

二诊：半月后复诊，胃痛明显减轻，纳增神旺。效不更方，原方服一月余，诸症消失。

按语：本案为胃痛，中医辨证为阴虚胃热证。《顾氏医镜·胃脘痛》："须知拒按者为实，可按者为虚；痛而胀闭者多实，不胀不闭者多虚；喜寒者多实，爱热者多虚；饱则甚者多实，饥则甚者多虚；脉实气粗者多实，脉少气虚者多虚；新病年壮者多实，久病年老者多虚。"胃主受纳、腐熟水谷，胃为阳土，喜润恶燥，患者病程日久，加之年老体虚，损伤阴津，阴津匮乏，致胃阴不足，阴津亏损，胃络失养则胃中隐痛，胃痛绵绵，胃病日久损及脾，胃主受纳，脾主运化，脾胃受损，纳运失调，故而纳呆。刘氏（刘尚义）临床上应用小陷胸汤加减治疗此证取得较好的临床疗效。小陷胸汤出自张仲景《伤寒论·辨太阳病脉证并治》，云："小结胸病，正在心下，按之则痛，脉浮滑者，小陷胸汤主之。"由瓜蒌壳、法半夏、黄连组成，功用为清热化痰，宽胸散结，主治痰热互结之结胸证。证见心下痞满，按之则痛，或心胸闷痛，或咳痰黄稠，舌红，苔黄腻，脉滑数。方中黄连配法半夏，辛开苦降，与瓜蒌配伍润燥相得。瓜蒌清热化痰，宽胸散结，润肠通便；瓜蒌壳重在清热化痰，宽胸理气散结；瓜蒌仁润燥化痰，润肠通便。刘氏再于方中加入北沙参、二冬、五味子养阴和胃，蒲公英、紫花地丁、升麻清热解毒。全方共奏养阴止痛、清热解毒之功效。

〔卫蓉，金荣，吴志秀，等.刘尚义教授经方运用的体会.贵阳中医学院学报2011；33（2）：3-5〕

二、滋养胃阴、行气止痛治胃痛

罗某，女，54岁。2004年10月18日初诊。

病起多年，曾行多次胃镜检查，2004年10月复查胃镜示萎缩性胃炎（中度至重度），伴肠化。胃脘痞胀隐痛，不知饥，大便一二日一行，色不黑，夜寐不佳。舌尖微红，苔薄腻，黄白相间，脉细。

治法：养胃清化。

处方：麦冬15g，白芍15g，炙甘草3g，草豆蔻（后下）3g，橘络6g，法半夏10g，佩兰10g，佛手花10g，刀豆壳20g，莱菔子15g，谷麦芽各30g，首乌藤15g，香附10g，川黄连1.5g，合欢花10g。

二诊：11月1日。药后苔腻渐化，胃脘隐痛未愈，尚不知饥，大便日一行，脉濡。治以化湿和中，上方去麦冬、草豆蔻、橘络、佩兰、刀豆壳、莱菔子、首乌藤，加仙鹤草15g，莲子心15g。

三诊：11月29日。服药以来脘痛已轻，有时嗳气，舌微暗，苔薄白，苔腻渐化，脉细。继予上方加减，治疗2个月后，患者诸症消失，复查胃镜示：浅表萎缩性胃炎，肠化。

按语：本案为慢性萎缩性胃炎，属中医"胃痛"范畴，中医辨证：胃阴虚证。徐氏（徐景藩）认为胃病日久，郁热伤阴，则见胃阴亏损之候。《灵枢·本神》："五脏主藏精者也，不可伤，伤则失守而阴虚，阴虚则无气，无气则死矣。"治宜滋养胃阴，佐以行气。本法尊吴鞠通"复胃阴者，莫若甘寒；复酸味者，酸甘化阴也"。治疗胃阴不足的法则一般都以甘凉为主，甘凉之药能滋"胃用"而养胃体，甘能入脾胃二经，凉能制其虚热，甘凉相合能滋养脾胃。不仅如此，甘凉也能作用于肺，养肺而清金。由于脾胃是后天之本，脾胃津液得充，精微气血就能上奉于肺。"凉"不属于寒，或者说是次于寒，故对胃病阴虚证候甚为适合，不至于寒凝气滞，也不会因寒而败胃。方中麦冬、白芍、甘草养胃阴；在滋阴养胃方中配用佛手片、橘络，理气而不过于辛燥，亦属润燥相伍；制香附、合欢花疏泄气机；刀豆壳缓解嗳气多而食物反流等症；麦芽消食健胃而兼疏肝之功；莱菔子缓解脘腹胀痛、便秘不畅；制半夏为脾胃病最常用的化湿药；佩兰可缓解因甘甜食品所伤者的胃病；草豆蔻可缓解舌苔白滑腻或垢腻不化者；黄连清胃热。

〔许宝才，李春婷．徐景藩教授治疗慢性萎缩性胃炎临证经验拾萃．甘肃中医学院学报 2010；27（2）：5-7〕

三、养阴清热、补脾益气治胃痛

患者，女，53 岁。2008 年 7 月 24 日初诊。

慢性萎缩性胃炎 2 年余，现反酸，呃逆，胃痛，口干咽燥，不欲食，饭后堵闷，大便偏干，睡眠不佳，舌红少津，脉细。胃镜检查：黏膜慢性萎缩性炎症，病理组织学检查：腺体萎缩、肠上皮化生和异型增生。

辨证：脾虚胃燥，运化失健。

治法：健脾益气，和胃安中。

处方：太子参 25g，白术 15g，吴茱萸 5g，黄连 5g，海螵蛸 10g，川贝母 10g，天花粉 10g，连翘 20g，鸡内金 10g，半夏曲 10g，莪术 10g，木香 10g。7 剂，每日 1 剂，水煎 400mL，分 2 次，饭后温服。

二诊：7 月 31 日。服上方 7 剂后，胃痛、反酸症状明显好转，口干略有好转，进食量较前增多。前方去木香，加麦冬 20g，继服 14 剂。

三诊：8 月 14 日。由于饮食不节，偶作胃痛。前方去鸡内金，加黄芪 25g，嘱其注意饮食，连续服用 30 剂。

四诊：10 月 11 日。患者因外感前来就医，诉其慢性萎缩性胃炎症状已消失，胃镜复查黏膜慢性炎症明显好转，病理组织学检查证实腺体萎缩、肠上皮化生和异型增生基本恢复正常。

按语：本案诊为慢性萎缩性胃炎，中医辨证为脾虚胃燥证。慢性萎缩性胃炎属中医"胃痛""胃痞""嘈杂"范畴。胃为阳土，喜润恶燥，若胃病迁延不愈，或热病消灼阴津，或过用吐下之剂，或长期饮酒，致胃阴耗损，虚热内生，胃阴不足，脉络失养，故见胃脘隐痛；胃阳亏虚，受纳失司，故不欲食；胃之阴津不足，上不能滋润口咽则口干，下不能濡润大肠则便结；舌红少津、脉细为阴虚内热之象。治疗脾虚胃燥这一证型的慢性萎缩性胃炎时，不仅应养胃阴清热，更须注重补脾气、补脾阴，以参术为君，补中益气，助脾运化贯穿始终。所谓脾阴，即胃肠参与消化过程中的各种津液以及脾胃化生水谷所产生的津液与营气。在消化过程中，脾阴在不断地消耗和新生，从而保证了阴平阳秘。正如叶天士所云，脾阴胃阳，胃纳脾运，胃易燥全赖脾阴以和之。而脾阴亏虚，主要为脾气虚弱不能化生阴液所致，因此方中以参、术益中气，助脾运化为君，使脾阴化生有机，源源不绝，阴液充足而润其胃燥，达到标本兼顾的目的。

〔史成和．高忠英教授治疗慢性萎缩性胃炎临床经验．浙江中医药大学学报 2008；32（6）：753〕

四、滋养胃阴、镇潜安胃治胃痛

陈某，女，54岁。1986年8月18日初诊。

呕吐半月。平素常头晕、耳鸣，脘痛时作，今因呕吐入院，半月来经输液、镇呕及服和胃降逆之中药等，未见好转，汤水难进。钡餐透视：胃炎伴幽门梗阻。诊查：颧红，口干，脘中嘈杂，心中悸荡，腹中动气筑筑；舌红少苔，脉弦，轻按搏指，重按少力。

西医诊断：胃炎，幽门梗阻。

中医诊断：阴液亏虚、肝阳冲胃之胃痛。

治法：滋养胃阴，镇潜安胃。

处方：玄精石（先煎）15g，乌梅肉6g，龙骨（先煎）12g，煅磁石（先煎）15g，干石斛15g，生牡蛎（先煎）20g，石决明（先煎）20g，牡丹皮6g，炙橘皮6g，咸秋石1g，竹茹5g。2剂。嘱药汁饮少量频服。

二诊：8月20日。呕止，能纳少量稀粥，心腹动悸均宁，头晕较平，颧红亦淡，舌红已淡而未布苔，脉弦较柔。再经滋肾填冲之法。

处方：生地黄15g，玄参15g，干石斛15g，炙橘皮6g，牡丹皮6g，山药10g，生牡蛎（先煎）20g，石决明（先煎）20g，竹茹5g，煨红枣10g。3剂。（引自：现代中国名中医医案精华）

按语：本例患者由阴气先虚，肝气冲逆于胃，胃失和降所致。正如《临证指南医案·胃脘痛》邵新甫注云："营气两虚者，不离乎嘈辣动悸，肝阳冲克者，定然烦渴而呕逆。"呕则胃津复伤，而冲逆愈甚，渐至汤水不能下咽。本例呕吐虽属胃病，但根源在肾，动变于肝，因而治法取咸寒酸甘以安胃养胃，金石介类以镇冲潜阳，稍佐和胃降逆之品，药服2剂，呕吐即止，后增入益肾养阴之品而康复，若早进滋补，则于呕者不宜。

〔唐俊琪，高新彦，李巧兰. 古今名医内科医案赏析. 北京：人民军医出版社，2005〕

五、益气养阴、疏肝和胃治胃痛

张某，男38岁。1991年9月3日初诊。

胃脘饱胀，食后满闷尤甚，嗳气稍舒服，不思饮食，迄今已5年。平时工作压力较重，思绪纷繁，烦躁，偶有右胁隐痛，梦多易醒，口干欲饮，大便干燥且隔日一行。诊查：面色少华，形体消瘦，精神萎靡，苔薄腻，舌质淡紫，边尖红，脉细略数。两月前经外院胃镜检查，诊断为"慢性萎缩性胃炎"。胃黏膜活检病理检查为轻度肠腺上皮化生。

辨证：操劳过度，肝失条达，气滞血瘀，肝胃不和。

治法：益气养阴，疏肝和胃，养心安神，活血化瘀。

处方：太子参15g，北沙参15g，天、麦冬各12g，枸杞子12g，川楝子12g，八月札30g，广郁金12g，江枳实9g，紫丹参15g，炒枣仁12g，制大黄4.5g，炙乌梅4.5g，生山楂4.5g。7剂。

二诊：9月10日。近日胃脘饱胀、满闷等症有所减轻，胃纳稍增，口干略减，大便仍干，苔脉如前。

处方：制大黄、炙乌梅、生山楂均改为9g，7剂。

三诊：9月17日。胃脘胀满明显减轻，嗳气消失，纳食渐香，口干好转，大便已润，情绪亦较前平稳。苔薄腻，舌质淡紫，脉细。再以益气养阴，疏肝和胃为治。

处方：太子参15g，北沙参15g，天、麦冬各12g，枸杞子12g，紫丹参15g，八月札30g，广郁金9g，蒲公英30g，蓬莪术12g，制大黄9g，炙乌梅9g，生山楂9g。7剂。

四至六诊：基本守原方，从略。

七诊：11月19日。迭进益气养阴、疏肝和胃之品，胃脘饱胀、嗳气、胁胀、口干等症均已消失，胃纳较香，大便正常。脉细，苔薄腻。本月14日复查胃镜印象：慢性浅表性胃炎。活检：未见肠腺上皮化生。再予益气养阴，疏肝和胃。

处方：潞党参15g，北沙参15g，天、麦冬各12g，枸杞子12g，八月札30g，广郁金9g，蒲公英15g，蓬莪术12g，制大黄6g，炙乌梅4.5g，生山楂4.5g。14剂。

按语：患者平时工作压力较重，思绪纷繁，烦躁，肝失所养。《临证指南医案·肝风》云："肝为风木之脏，因有相火内寄，体阴用阳，其性刚，主动主升。"肝体阴而用阳，肝阴不足，在病理上，肝体之证常以阴血不足为主，如久视、过思、劳倦、失血等，皆可伤及肝之阴血，致使肝体不足，则肝用增强，肝气郁滞，《临证指南医案》又言"肝为起病之源，胃为传病之所"，肝气郁滞，犯脾夹胃，脾胃气机不畅，日久气血亏虚，瘀阻中焦，而致本病。方中太子参、北沙参、天麦冬、枸杞子益气养阴；川楝子、八月札、广郁金、枳实疏肝和胃；乌梅、生山楂以助胃酸；酸枣仁、丹参、大黄以安神化瘀通腑。同时告知病患，从饮食起居、精神情志等方面进行调摄，取得了理想的疗效。

〔董建华，王永炎. 中国现代名中医医案精粹（第3集）. 北京：人民卫生出版社，2010〕

六、养阴益胃、降逆和胃治胃痛

侯某，男，48岁，工人。1983年3月20日初诊。

胃脘痛 10 年，近年来病情加重，每天持续疼痛，嘈杂灼热，纳食欠佳，脘胀不适，心烦少寝，口舌干燥，大便燥结。经胃镜检查：慢性萎缩性胃炎。舌红苔少花剥，脉细数。

西医诊断：慢性胃炎。

中医诊断：胃痛，此属阴津亏弱，虚火灼胃。

治法：养阴益胃。

处方：生地黄 15g，白芍 15g，麦冬 15g，北沙参 15g，石斛 10g，川楝子 10g，玫瑰花 6g，炙甘草 6g，白扁豆 10g，天花粉 15g，谷芽 15g，乌梅 10g。

上方加减连服 3 个月，胃痛止，诸恙平。1983 年 7 月 5 日复查，原萎缩性胃炎已消失，随访两年未发。

按语：胃主受纳，以降为顺，胃失和降，"不通则痛"。胃脘痛临床辨证有虚实之分，虚证再分阴阳。实证日久不愈多可导致胃阴亏虚，病情缠绵难治，临床多表现为口干口燥、饮食乏味难下、知饥不食、干呕反胃、胃中灼热、大便干结等症。该患病延日久，脾土已虚，化源衰少，胃阴不足，胃失濡养因而胃痛不愈。胃中嘈杂灼热可见胃热之证显，然胃热之因有二：一为烦劳郁怒，五志过极，肝失疏泄，日久化热；二为胃阴受损，虚热内生。热邪耗阴，胃阴虚愈重。胃主受纳，以降为和，胃失和降故纳少，脘胀不适；热扰心神见心烦少寝；阴虚津亏，不能上承口咽则口咽干燥，不能下润大肠故大便秘结；苔少花剥、脉细数均为胃阴虚有热之征。"胃阴学说"始于叶天士，《临证指南医案》曰："纳食主胃，运化主脾，脾宜升则健，胃宜降则和。""所谓胃宜降则和者，非用辛开苦降，亦非苦寒下夺，以损胃气，不过甘平或甘凉濡润以养胃阴，则津液来复，使之通降而已矣。"方中以生地黄味甘苦、性寒，滋阴养血清热，生津润燥，《名医别录》谓地黄"补五脏内伤不足，通血脉，益气力"；麦冬、沙参、石斛养阴和胃，津液来复而恢复其通降之机，此为"通则不痛"之法活用；白芍、炙甘草取酸甘化阴之意，和营缓急止痛；乌梅酸甘济阴，以增阴液；川楝子疏肝，行气止痛；玫瑰花性温，味甘微苦，归肝脾经，能和血平肝，养胃止痛兼润肠通便，解郁安神；扁豆、麦芽甘平益胃，为胃体素喜之品，补脾益胃以资化源，久服无弊。诸药合用，多年痼疾得以痊愈。

〔王德元．王德元老中医临证备忘录．北京：化学工业出版社，2012〕

七、益气养阴和胃治胃痛

患者汪某，女，40 岁。

胃痛多年，脘部疼痛痞胀，神疲乏力，噫气，泛恶，食欲不振，食后更感脘腹胀痛不适，喜食酸味，时有大便稀溏，面白不华，形体消瘦，气短，头晕，腿软，口唇干。舌质淡红欠润，苔少，脉细。胃液分析检查示胃酸缺乏，诊断为"萎缩性胃炎"。

辨证：中虚胃弱，气阴两伤，运降失司。

治法：益气养阴和胃。

处方：乌梅肉 6g，白芍 10g，炙甘草 3g，川石斛 10g，炒麦冬 10g，太子参 12g，黄芪 10g，炒谷芽 12g，陈皮 5g，竹茹 10g。

服 5 剂后脘部痞胀及疼痛减轻，噫气也有减少，食纳好转，消化得健，守原法出入，继续服药调治一个阶段，随访观察，胃痛少作，体力亦有改善。既往终年噫嗳泛出胃液无酸味，经治后得有酸意。

按语：《医学正传·胃脘痛》云："致病之由，多由纵恣口腹，喜好辛酸，恣饮热酒煎爆，复餐寒凉生冷，朝伤暮损，日积月深。"患者平素嗜食酸味，易伤胃阴，故患者有噫气，恶心；胃阴伤则脾之运化受损，则大便时干时溏；水谷精微不易吸收，则患者多感乏力、头晕、腿软；久病伤阴，则口唇发干，苔少；舌脉佐证。患者胃酸缺乏，则须考虑其肝阳气过盛，如《沈氏尊生书·胃痛》云："胃痛，邪干胃脘病也……唯肝气相乘为尤甚，以木性暴，且正克也。"故在遣方用药时须考虑养阴柔肝之法。方中乌梅敛阴生津，用于治疗胃津不足，脘中灼热疼痛，口干较甚者；白芍养阴缓急，用于肝脾不和，脘腹拘挛、急迫疼痛及胁痛；石斛益胃生津；麦冬养阴润肺；太子参、黄芪、谷芽、陈皮补气健脾，生津润肺。诸药合用，在酸甘柔润法的基础上，配合甘温补气类药物，以益气养阴。这类情况，虽见胃津和肝阴不足之象，但一般未至胃燥阴伤、虚火内灼的严重程度，加之又有气虚的一面，故养阴当取上述酸甘柔润之法。

〔周仲瑛．跟名师学临床系列丛书·周仲瑛．北京：中国医药科技出版社，2010〕

八、柔肝泄热、养阴和胃治胃痛

王某，男，42岁，军人。1965年9月1日初诊。

患十二指肠球部溃疡及胃溃疡10余年，胃脘常痛，喜按纳少，口干唇燥，右胁及腰部隐痛，大便干黑，尿黄，面萎黄无华，消瘦。苔薄白，脉沉细数。

诊断：胃脘痛。

辨证：肝胃气滞，郁热伤阴。

治法：柔肝泄热，养阴和胃。拟叶氏养胃汤合金铃子散加减。

处方：北沙参、炒扁豆、肥玉竹、麦冬、麻仁、白芍各9g，延胡索、川楝子、生甘草、炒栀子各4.5g。

二诊：9月6日。服药4剂，胃脘痛止，大便畅行，右胁仍痛，纳呆少眠，苔少质红，脉同前。去麻仁、延胡索，加山药、酸枣仁各9g，山楂6g。

三诊：9月29日。服药20余剂，诸症基本消失。近因过劳脘胁稍有不适，眠食二便均可，苔白，舌质边尖红，脉沉细。去川楝子，加炒谷芽9g，青陈皮各3g。另以玉竹30g，浙贝母、海螵蛸、连翘、炒山药、陈皮、白芍、炒谷芽各18g，麦冬15g，生甘草12g，共蜜丸，梧子大，早晚各服20丸。服药10剂后，痊愈。

按语：胃阴虚之胃脘痛，多由久病脾胃虚弱，津液匮乏，或肝郁化火等损伤胃阴所致。由胃阴虚所引起的胃脘痛、痞证、不欲食、口干燥、不寐、大便不实，皆因胃中津液不足之故，治宜用降胃之法，但不能用辛开苦降等伤胃之气，而是以甘凉之法以养胃阴，以使津液恢复通降。而且本病例因病已数十载，故肝郁难免，肝郁化火犯胃，伤阴耗液，亦为舌红、脉数、消瘦、口干等证实。所以其治法应加柔肝缓急泄热之法。用药应忌香燥，以免伤及胃阴。本例属肝胃气痛，郁热伤阴。养胃汤养阴和胃，适用于胃阴不足等证。金铃子散疏肝清热，活血止痛，适用于胁肋痛、时发时止、口苦、舌红苔黄、脉弦数等肝郁化火证；麦冬甘寒质润，可滋阴润燥增液，用以养胃阴为主；北沙参、玉竹滋阴增液；川楝子味苦性寒，疏肝理气，清泻肝火；白芍柔肝缓急止痛；栀子泻三焦之火。诸药合用，柔肝泻降，养阴和胃。药后显效，继以山药、炒酸枣仁、焦山楂酸甘化阴，柔肝和胃，汤丸并进而收功。

〔《吴少怀医案》整理组. 吴少怀医案. 济南：山东人民出版社，1978〕

九、滋阴泄热治胃痛

李某，男，34 岁。1993 年 6 月 23 日初诊。

4 年来上腹痛时作，近 4 个月来加重。患者起病已 4 年，上腹胃脘痛，不时发作，近 4 个月来频发加重。食后痛甚，呈胀痛、隐痛，嗳气则舒，不乏泛酸。诱发脘痛之因与受凉、情志不畅有关。经查胃镜，诊为"慢性萎缩性胃炎、肠上皮化生、幽门螺杆菌阳性"。3 个月来，曾服雷尼替丁及中药汤剂、成药，症状未见改善，脘痛仍作。旬月以来，每日胃痛，且心下上腹痞胀，不知饥，不思食，常觉口干欲饮水，神倦，乏力，活动后心悸，夜间胃及咽热，寝寐不安。诊察：舌微红少津，苔薄，脉细弦。脘腹按之不适，下脘轻压痛。肝脾不大，莫氏征阴性。

诊断：胃脘痛。

治法：养胃阴，泄郁热，佐酸甘敛气和阴。

处方：麦芽30g，炒白芍、百合各25g，麦冬、乌梅、酸枣仁各 15g,木瓜、五灵脂、丹参、石斛各 10g,生甘草、青陈皮各 5g。另延胡索 1g,白芍粉 1g,甘草粉 0.5g 送服(其中 1 次为临睡前服)。

5 剂后,胃脘疼痛减轻,并有饥饿感,进食增加。10 剂时,夜间咽热、口干等症状相继改善。停服粉剂,单服汤剂 10 日,诸症皆安。以后间断服药 1 月余,症状偶作,但甚微。再等 1 个月,宿疾渐愈。随访半年,能持续疗效。复查胃镜,慢性炎症浅表性、萎缩性病变由原来中度转为轻度,肠上皮化生呈灶性,幽门螺杆菌阴性。疗效为近期痊愈。

按语:该患者初始胃痛呈胀痛、隐痛,嗳气则舒,食后痛甚,有时脘痛不著而痞胀甚,诱因与受凉、情志不畅有关。辨证为气滞。然服雷尼替丁、汤药和中成药收效甚微。经过胃镜检查诊断为慢性萎缩性胃炎、肠上皮化生、幽门螺杆菌阳性。就诊时症状为不知饥,不思食,常觉口干欲饮,神倦,乏力,活动后心悸,且夜间胃中咽热,寝寐难安,舌微红少津。考虑为久病、多药损伤胃之阴津,导致胃阴亏虚,郁热内生。治疗以滋养胃阴复其本,清泻郁热治其标。用麦冬甘凉养阴,加用白芍养阴柔肝,乌梅敛肺生津,木瓜和胃化湿,酸枣仁养心益肝、敛汗生津,配以甘草、谷麦芽等酸甘化阴、收摄胃气,乃对胃阴虚证治疗的一大发展。再辅以青陈皮理气健脾、燥湿化痰,丹参活血祛瘀、除烦安神,五灵脂等理气活血,补而不滞,通络止痛。

〔徐景藩.徐景藩脾胃病治验辑要.南京:江苏科学技术出版社,2001〕

十、酸甘化阴、和胃调气治胃痛

患者,男,38 岁。

胃痛 5~6 年,时时发作,此次发作持续 2 周余。上腹脘部疼痛,痛势烧灼如辣,有压痛,自觉痞闷胀重,纳食不多,食后撑阻不适,口干欲饮,头晕,舌质光红中裂,无苔,脉细。

辨证:是属胃阴耗伤,胃失濡润,而致纳运不健,胃气失和。

治法：酸甘凉润，和胃调气。

处方：麦冬 12g，大生地黄 12g，炙甘草 2.4g，白芍 9g，乌梅 4.5g，山楂肉 6g，橘皮 6g。

药服 3 剂，脘痛、灼热、痞胀、食后撑阻等症均止，舌苔新生，唯入晚脘部微有闷感，原方再服 3 剂，症状消失。

按语：将酸味药与甘寒滋阴生津的重剂配伍使用，使阴阳相济，以资助胃液和肝阴。用于胃阴耗伤的重证，脘中灼热疼痛，或嘈杂如饥而不欲食，甚则厌食不饥，咽燥，口干、口渴，大便干燥，舌质光红而干，苔少或无苔，或口舌起糜、生疳。治用酸味敛阴生津，且防胃虚肝气相乘；并取甘寒润泽之品，如鲜生地黄、鲜石斛、天冬、麦冬、天花粉、知母等，以滋阴润燥。如因火盛伤津而胃热内炽，脘中烧灼热辣疼痛，痛热急迫，心中懊恼，口苦口燥，渴而多饮，唇赤，苔黄质红绛，脉细数者，可在酸甘凉润的滋阴药中，酌情少佐黄连、黄芩、栀子等苦寒之品清胃泻肝，取酸苦相伍，泄热存阴，苦甘合化，泄热润燥之意。虽然胃燥阴伤之证，每见虚火灼胃，但不能过予苦寒清火之品，必须采取滋阴制火，以润胜燥的原则，因苦药有劫伤胃阴之弊，对胃阴不足的虚火证尤当慎用、少用，叶天士曾有"慎勿用苦燥劫伤胃汁"的告诫。周氏（周仲瑛）认为，酸与甘合，不但可以加强养阴的作用，而且还能化阴生津。因为酸能敛阴生津，甘能益胃滋阴，酸甘配伍，一敛一滋，则可两济其阴，相互合用，更能促进脾胃生化阴液的功能。周氏在临床上应用酸甘化阴法治疗胃痛，屡获良效。

〔陈锐. 周仲瑛酸甘化阴法治疗胃痛经验. 中国社区医师 2008；2（24）：34 - 35〕

十一、养胃益阴、补气生肌治痞满

王某，女，63 岁。2006 年 1 月 7 日初诊。

诉有慢性萎缩性胃炎病史 10 余年，中西医治疗病情未见好转。诊见：胃脘胀满，食后尤甚，时痛，嗳气反酸，纳呆便溏，神疲，舌质红，苔腻微黄，脉细弱。2005 年 12 月 20 日胃镜检查示：糜烂性胃炎（轻度），胃窦部胃黏膜萎缩性改变（中度），十二指肠球部炎症、溃疡，幽门螺杆菌（＋＋）。

诊断：痞满。

辨证：阴虚瘀热。

治法：养胃益阴，补气生肌，祛瘀消滞，并佐以苦寒清胃。

处方：党参20g，黄芪20g，陈皮9g，半夏9g，枳实20g，沙参20g，玉竹15g，麦冬9g，鸡内金9g，炒白芍20g，延胡索20g，丹参20g，莪术20g，三七粉5g，黄连20g，海螵蛸20g，贝母9g，甘草6g。

二诊：服上方 10 剂，诉药后诸症均见好转，精神也渐佳。于原方稍加调整。

三诊：上方 10 剂。服药后病证再见好转，于原方随症加减继续服用。

四诊：6 月 10 日。诉诸症悉除，食量增加，2006 年 6 月 8 日胃镜报告单示：浅表性胃炎（轻度），十二指肠球部炎症。嘱其继续服药治疗。

按语：本证系脾胃阴虚有热而夹瘀之证，患者胃阴不足，胃络失养，阴虚生内热，胃气阻滞，和降失司，气滞血瘀。《素问·调经论》云："夫邪之生也，或生于阴，或生于阳，其生于阳者，得之风、雨、寒、暑；其生于阴者，得之饮食居处，阴阳喜怒。"故出现胃脘胀满，涩滞疼痛等。根据"久病久虚致瘀"的理论，治宜采用养胃益阴、补气生肌、祛瘀消滞和苦寒清胃的治疗原则。方中以参、芪、草健脾益气，补虚生肌，尤其参芪对提高机体免疫功能，调整胃分泌功能的平衡，加速胃黏膜上皮细胞的新生有良好作用。脾虚则胃失和降，消化迟滞，陈皮、半夏、枳实、鸡内金等品以理气消滞，促进消化功能。沙参、麦冬、玉竹、贝母可滋养胃阴，生津止渴。胃络阻滞亦是本证之重要病机，方中又以大队活血化瘀之品，如白芍、延胡索、丹参、

三七、莪术通过活血化瘀，以改善微循环，增加血流量，促进胃黏膜局部血液循环，加速炎症吸收，促进固有腺体再生和胃黏膜修复，这是治疗本病之关键。特别是与参、芪配伍为用，通补兼施，寓攻于补，相得益彰。因胃黏膜充血糜烂，故辅以苦寒清热之品黄连。配合海螵蛸，制酸止痛，对溃疡病有较好疗效。

〔周信有. 慢性萎缩性胃炎的辨治经验. 世界中医药 2007；2（2）：101 - 102〕

十二、滋阴补脾治泄泻

陈某，男，31 岁。1994 年 4 月 1 日初诊。

食少、脘腹痞胀，便溏 4 年，加重 3 个月。1990 年 3 月起，患者因饮食不当，以致胃痛痞满发作，食后尤甚，渐而空腹时有腹痛，胃镜检查提示：慢性浅表性胃炎。至秋，下腹隐痛，便溏，日 2～3 次，迭经治疗，效不佳。饮食渐少，口干欲饮，体重减轻，神倦乏力，3 个月来症状加重，查肠镜示：慢性结肠炎。诊查：形体消瘦，面色不华，舌红，舌苔薄白，脉象濡缓。上、中脘轻度压痛，下腹部轻度压痛，尤以左下腹为著，轻度贫血血象，大便见未消化食物，白细胞少许。

诊断：泄泻。

治法：滋阴补脾，佐以理气。慎柔养真汤加减。

处方：谷芽 30g，太子参、炒山药、莲肉、炒白芍、麦芽各 15g，白术、黄芪、石斛、绿萼梅、鸡内金、枳壳、木香各 10g，甘草 3g。

7 剂后，口干、脘痞隐痛减轻。连服 7 剂，腹痛、便溏均改善，原方略事加减。服药 1 个月，胃中渐和，大便日行 1 次，成形，精神体力好转，舌红转淡，脉渐有力，以后改为隔日 1 剂、3 日 1 剂，续服 40 日，随访半年未发。

按语：本例先患胃病，继患脾病，胃脘痛与泄泻同见。胃与脾相合，不易截然分割，仅是出现有先后和各有侧重而已。脾胃之病，临床常见。病久胃阴及脾阴俱不足，在治疗上各有特点。

然脾阴虚一般以脾气虚为基础，每以气虚为先，气虚又变阴虚。故治疗以养脾胃之阴与健脾胃之气相结合，相对地以养阴为主。选药以甘凉、甘平为主。滋养脾阴以山药、扁豆、莲子、太子参为主，石榴皮、白芍、甘草为辅，神曲、谷芽为佐。本例泄泻次数不多，故未用石榴皮；因兼气滞，故不用扁豆。加麦冬、石斛以养胃阴，用少量黄芪补气健脾。太子参甘平微凉，益胃养阴以健脾，属于"清养之品"。炒枳壳、绿萼梅行气和胃而不伤阴耗气，加鸡内金以辅助脾胃运化。方药平淡，能取速效，贵在辨证。较为适合的滋阴补脾方，首推《慎柔五书》之养阴汤。其中，除山药、莲子外，尚有白芍、麦冬、五味子等敛阴、养阴之品。然仍有黄芪、党参、白术、茯苓、甘草等补益脾气之品。

〔徐景藩．徐景藩脾胃病治验辑要．南京：江苏科学技术出版社，2001〕

十三、滋养胃阴、清利湿热治吐酸

徐某，男，75 岁。

口中频频反酸水，胃脘部沿食道到喉间灼热，脘胀嗳气上冲，大便干结，三四日一行，口臭干渴，舌苔淡黄，脉细缓。

诊断：泛酸。

辨证：胃阴虚。

治法：养胃阴佐以清利湿热。

处方：北沙参 15g，石斛 15g，麦冬 15g，天花粉 15g，广木香 10g，佛手 10g，枳壳 10g，生地黄 15g，黄连 5g，半夏 10g，瓜蒌仁 15g，川楝子 10g。4 剂。

二诊：反酸减轻，唯嗳气便结尚未减。

处方：沙参 15g，石斛 15g，麦冬 15g，生地黄 15g，广木香 10g，川楝子 10g，火麻仁 15g，黄连 5g，佛手 10g，陈皮 10g，枳壳 10g。4 剂。

三诊：各症大减，仍守前方 5 剂愈。

按语：《内经》云："诸呕吐酸，皆属于热。"《素问玄机原病式》云："酸者，肝木之味也……肝木自甚，故为酸也。"故本案的辨证和治疗要以疏肝养阴为主线，患者胃阴素虚，肝胃郁热较重，故可见胃食道部常有灼热，阴虚日久伤气，气阴两虚，故可见口干便结数日不解，口臭干渴。总览其症状可见其病机以无水行舟之状，故治疗法当以增水行舟之法，方以沙参麦冬汤加减，养胃阴清胃热，润肠通便，症状得以缓解，接近消失。沙参麦冬汤甘寒生津，清养肺胃，用于燥伤肺胃、津液亏损而见口渴咽干或干咳少痰，舌红少苔，脉细数者。二诊胃阴症状有所缓解，可见胃阴已得乎，故现可以行疏肝清热之法，加以火麻仁、陈皮、佛手、枳壳之品，并在疏肝的基础上加以麦冬、石斛、砂仁以顾护阴液，进而诸症则除。

〔漆济元. 名老中医漆济元医案珍藏录. 南昌：江西科学技术出版社，2002〕

十四、养阴柔肝，行气通络治胁痛

支某，女，46岁。2006年1月9日初诊。

两胁及前胸后背窜痛反复发作1年。患者平素情绪急躁，生气劳累后出现两胁、前胸、后背窜痛、闷痛，好发于夜间，疼痛持续10~20分钟，自行缓解，入睡困难，易醒多梦，伴气短，腹胀，大便干，3~4日1次。舌淡红，苔少，脉细略弦。

诊断：肝阴不足之胁痛。

治法：养阴柔肝，行气通络。方拟一贯煎加减。

处方：生、熟地黄各12g，百合12g，沙参12g，枸杞子10g，天、麦冬各12g，当归10g，白芍10g，丝瓜络10g，炒酸枣仁30g，知母10g，枳实10g，白术10g，槟榔12g，香附12g。3剂，水煎服，日1剂。

服药后，诸症减。效不更方，方药略增。连服11剂后，诸症俱失。前方再服5剂巩固疗效。

按语：此案患者年近五十，阴血渐虚，反复两胁、前胸、后背窜痛一年，病久伤阴，加之平素性情急躁易怒，肝郁化火伤阴，使阴液更伤，阴伤则肝失柔润，加重肝郁气滞，肝失条达，肝脉失养，肝络不畅则两胁、前胸、后背疼痛。气属无形，则疼痛不定。病人虽前胸、后背与两胁均发疼痛，但诊时抓住病人平素性情急躁易怒之特点，而从肝经入手以治胁痛为主，且根据证脉断为肝阴不足，不能柔润肝络为病机之枢要，因而以一贯煎加减，避免一味疏肝理气，造成温燥伤阴弊病，通过养阴而达到柔肝、舒肝效果。方中生熟地黄、当归、白芍、枸杞子滋肝阴，养肝血，使阴血得充，则肝木柔和；沙参、天麦冬、百合养胃阴以助滋肝阴；香附疏肝解郁；枳实、槟榔行气导滞；白术健脾；丝瓜络通络；加入知母、炒酸枣仁滋阴清热、养血安神。

〔贺兴东，翁维良，姚乃礼. 当代名老中医典型医案集. 北京：人民卫生出版社，2009〕

十五、养阴疏肝、行气通络治胁痛

张某，男，53 岁。2009 年 11 月 15 日初诊。

发现乙肝 3 年余，近 2 年来出现肝功能不良。症见肝区隐痛，劳累后加剧，曾间断服中西药治疗，疗效不显，伴有口干口苦，神疲乏力，睡眠欠安，食纳尚可，大便干结，舌黯红，苔薄黄，脉弦细。

辨证：阴虚肝郁。

治则：养阴疏肝。

处方：沙参、生地黄各 15g，麦冬、当归、白芍、郁金、川楝子、枸杞子、丹参、木香、白蒺藜、山楂各 10g。10 剂，每日 1 剂，水煎服。

二诊：肝区隐痛减轻，口微苦，精神转佳，纳食增加，睡眠欠安，仍拟养阴疏肝为法，上方随症加减续服数剂，诸症消失。

按语：中医古籍中无肝炎病名，更无慢性乙型肝炎之称，但根据其发病特点及临床证候，本病应属中医学的"疫毒""胁痛""癥瘕""黄疸""肝着""湿阻"等范畴。目前中医界对其病因病机认识比较一致，病因是湿热，病机是湿热疫毒之邪侵袭人体，正气虚弱，气血失调。正如《金匮要略·黄疸病脉证并治》指出："黄家所得，从湿得之。"因湿为阴邪，血属阴，阴邪易着，滞留不去，久留化热，湿热蕴结。由于湿热邪毒侵袭中焦，蕴阻肝胆后，邪毒之气留着不去，继续损伤肝气，肝之气机郁滞，久则入络而血行瘀阻，湿浊困遏阳气，热邪或郁火耗损阴血，并导致肝胆、脾胃、心肾等多脏腑功能失调，形成气滞、血瘀、湿阻、热郁、气阴亏虚等证候。郑氏（郑翔云）根据前人的论述，并结合自己多年的临床经验，总结出治疗肝脏疾病中滋阴相关理论，运用经典方剂一贯煎加减治疗肝病，在临床上取得了良好的疗效，肝体阴而用阳，藏阴血而寓阳魂，肝又为将军之官，性烈易动而耗阴血，故而临床上用滋阴疏肝法屡获良效，但切不可一味滋阴，在方剂中更应佐以扶中畅肝之品，中气轮旋，肝血温升，神魂畅茂，诸病自愈。

〔朱胜，吴洪斌，金战勇，等．郑翔运用滋阴法治疗肝脏疾病经验举隅．山西中医 2011；27（9）：9-10〕

十六、润燥清热、行气通便治便秘

陈某，男，86岁。2006年1月16日初诊。

大便干结20余年。素来大便干结，须用通便药物方可行便，一二日一行，伴腹胀，矢气频转，纳可。舌质红，苔心黄，少津，脉沉细。既往高血压病、冠心病、心律失常、结肠黑变病。

诊断：内热津亏便秘（便秘、结肠黑变病）。

治法：润燥清热，行气通便。

处方：瓜蒌50g，火麻仁10g，厚朴10g，草决明30g，枳实10g，香附10g，木香5g，肉苁蓉30g，生地黄30g，白术15g，当归15g，甘草3g，大黄粉（冲服）3g。7剂，水煎服，日1剂。

服药7剂后，大便调畅，自行停药2周后大便又干结难下，数日一行，略感腹胀，纳可。查其舌质偏红，舌苔厚腻，脉沉细。因便秘已20余年，非7剂药可告全功，所以停药后又复现阴津亏少，内热炽盛之证。效不更方，方药略有增减。再服7剂，大便通顺。为巩固疗效，嘱其可再服滋阴润燥行气之品。

按语：便秘是老年人的常见病、多发病，许多老人长期为其所苦，也有许多人长年服用各种峻下有毒通便药，致使发生结肠黑变病。老年人正气亏虚，肾阴阳皆不足而成便秘，属无水行舟或气虚不运，并非实热所致燥结。此因年老津亏而肠燥便秘，伴有内热，中焦气机不畅，而见便秘、腹胀、矢气频转等症。舌红苔黄少津亦为内热津亏之象。治疗当以润下行气为主，不可过用峻猛泻下之品，以防劫夺正气。瓜蒌、火麻仁、草决明、肉苁蓉、当归、生地黄、玄参、生白芍等均有良好的润肠通便作用，且具滋补之功，是治疗老年人长期便秘的良药；配伍枳实、厚朴、香附、木香、莱菔子、陈皮等，行气消胀，效果更好。若属气虚者，则可加入党参、白术、茯苓等补气健脾助运之品。另可根据病情，少量、短期使用大黄粉（自行增减用量），以解燃眉之急，中病即止，不可久用。

〔贺兴东，翁维良，姚乃礼. 当代名老中医典型医案集. 北京：人民卫生出版社，2009〕

十七、清热养阴、润肠通腑治便秘

患者，女，33岁。2008年12月24日初诊。

习惯性便秘多年，便干如球，三四日一行。肤色暗，纳食差，胃脘不适。舌质绛，苔薄黄，脉弦滑。

西医诊断：习惯性便秘。

中医诊断：便秘。

辨证：积热伤津，肠道失润。

治法：清热养阴生津，润肠通腑。

处方：沙参、麦冬、生石斛、草决明、当归、炒莱菔子、生石膏（先煎）各15g，焦山楂10g，焦神曲10g，肉苁蓉、柴胡各10g，炒白术20g，全瓜蒌30g，酒大黄（后下）3g，炒枳实、炙厚朴、降香、焦槟片各6g，玄明粉（冲服）3g。服药7剂。

二诊：12月31日。药后便干缓解，已一日一行，脘痛减，纳转佳，苔薄黄，质绛见退，脉细。前方去草决明、焦山楂、焦神曲、肉苁蓉、玄明粉，将全瓜蒌由 30g 改为 15g，并加木香、砂仁、炙甘草各 6g，炒山药 15g，炒白芍 10g。继服 7 剂。半年后随访，大便仍保持日 1 次。

按语：关于便秘，临床主要分为实秘（肠胃积热型、气机郁滞型、阴寒积滞型）和虚秘（气虚型、血虚型、阴虚型、阳虚型）。但刘氏（刘燕池）研习古人著作，认为临床上习惯性便秘往往真阴虚为病本。如隋代巢元方在《诸病源候论》中云："肾脏受邪，虚而不能制小便，则小便利，津液枯燥，肠胃干涩，故大便难。又渴利之家，大便亦难，所以尔者，为津液枯竭，故令肠胃干燥。"巢元方已经认识到了便秘与津液有密切关系。李东垣在《兰室秘藏·大便结燥》中指出："夫肾主五液，津液润则大便如常，若饥饱失节，劳役过度，损伤胃气及食辛热味厚之物而助火邪，伏于血中，耗散真阴，津液亏少，故大便燥结。"朱丹溪在《丹溪心法·燥结》中提到"燥结血少，不能润泽，理宜养阴"，认为肾脏真阴亏损是发生便秘的关键所在。本例患者为南方人，几年前到北京经营自己的公司。环境的改变、生活的无律、精神的压力等诸多因素导致了便秘的形成。刘氏在临证中谨遵中医理论，此患者虽无明显阴虚之舌脉，仍予沙参、麦冬、石斛养阴生津，草决明、肉苁蓉、全瓜蒌、当归润肠通便，炒白术、炒莱菔子、焦楂曲健脾消食导滞，生石膏清胃肠之热，柴胡疏肝解郁，炒枳实、炙厚朴、降香引气下行，焦榔片、酒大黄、玄明粉泻下攻积。二诊时，便秘已有所缓解，故处方减缓了泻下之力，加强了胃气的顾护与调节，然养阴生津之法执而未变，方以养阴增液与通下之品同用，增水行舟，既获通腑之效，又无伤阴之虞，即所谓邪正兼顾也。

〔邢兆宏，马淑然．刘燕池滋阴学术思想及验案举隅．中华中医药杂志 2010；25（3）：392〕

十八、滋阴清热、健脾益胃治消谷善饥

陈某，男，20 岁。2004 年 7 月 12 日初诊。

明显的饥饿感 2 年余。病患苦诉饥饿难忍，食后旋即复饿，余无明显不适。察其体格健壮，神色正常；舌红，无苔，脉微弦。

论析：患者体格壮实，平日嗜食膏粱厚味，日久积热内蕴，胃火独旺而消谷善饥；舌红提示胃有郁火，无苔为热灼伤津；脉弦亦为有郁有热之象。

诊断：脾胃郁热伤阴之消谷善饥。

治法：滋阴清热健脾。方拟清热健脾汤。

处方：石斛 20g，天冬 20g，知母 20g，山药 35g，黄连 15g。6 剂，水煎服，日 2 剂。

复诊：自诉饥饿感减轻，余无不适。舌红，少苔，脉弦。患者症状减轻，但仍有热盛伤阴之象，故应加强清热养阴力度，兼以扶脾益气养阴润燥。方中苦参、槐花清热凉血，血清则郁热可解；黄连苦寒，除烦清热，调胃厚肠；山药健脾固胃益精。治以清热健脾，凉血养阴为法。

处方：百合 20g，藕节 20g，枇杷叶 20g，山药 30g，黄连 10g，苦参 10g，槐花 20g，莲子肉 20g，芦根 20g。6 剂，水煎服。

患者服 12 剂药后，饥饿感明显消失，饮食、生活均恢复正常。

按语：本病在临床发现，多由大肠郁热移于胃，或因胃中伏火或因肾水匮亏而诱发，脾为自救而欲饱食，病人皆咎于饮食不节而伤脾胃。该患者善饥而欲食，食之无度，故以脾胃郁热为主，古人谓之曰"心下热"。舌红而少苔示为热已伤阴，肾水不足，肾火偏旺之征。故治以清热健脾滋阴之法。方中黄连苦寒，除烦清热，调胃厚肠，山药甘平，健脾固胃益精，二药相伍清补双施，专治脾胃郁热善饥欲食之症，共为君药；知母滋阴降火润燥，李杲谓之曰"知母，其用有四，泻无根之肾火，疗有汗之骨

蒸，止虚劳之热，滋化源之阴"，此作用皆源于其降肾火之功，列为方中之臣；天冬、石斛养阴清热，益胃生津，以调顺"胃喜润而恶燥"之性，助其腐熟消化水谷，为方中之佐使。李氏（李玉奇）曰："脾胃之伏火郁热，当清之，当润之，火邪消之，则饥饿可除；相火食气，脾胃气虚，当健之，当补之，脾胃得以充养健运，则无虚以自救，饮食无度之症自解。"李氏惯用黄连、山药为伍治疗饥饿无度之症，二药一性寒一性平，一补一泻，一阴一阳，主辅相佐，阴阳相济，颇得制方之妙，所以有成功而无偏盛之害。

〔贺兴东，翁维良，姚乃礼. 当代名老中医典型医案集. 北京：人民卫生出版社，2009〕

十九、甘淡养阴、清泻湿热治久泄兼口疮

胡某，男，36 岁。1991 年 8 月 16 日初诊。

便泄、口疮反复发作 3 年余。3 年前于一次"急性胃肠炎"后即罹患慢性腹泻，伴复发性口疮，缠绵不愈至今，四季皆然，以夏秋为甚，形体消瘦，唇颊暗红，舌尖左侧及内唇右边可见黄豆大小之溃疡三处，疼痛颇甚，碍于咀嚼进食，口干微黏，大便日二三次，如糊状，脘腹微胀，溲黄。舌淡红多细裂，苔薄黄微腻，脉细数略滑。

辨证：脾阴亏虚，湿热蕴伏。

治法：甘淡养阴，清泻湿热。

处方：葛根 30g，白茅根 30g，赤小豆 30g，连翘 10g，淡竹叶 15g，山药 30g，百合 20g，天花粉 20g，芦根 30g，扁豆花 10g，石斛 10g。5 剂。

二诊：大便减为每日一次，较前稍干，口疮疼缓，溲清。药证合拍，再于原方 10 剂。

三诊：诸症相继再减，大便成形，口疮收敛渐有平复之势。上方去芦根、连翘、白茅根，加太子参 10g，茯苓 10g，甘草 6g，以资巩固。

按语：慢性腹泻及复发性口疮均为棘手之证，临床治疗的难点，一人同时患有两种疾病则更难疗治，治疗上，难免有顾此失彼的难处。《景岳全书·泄泻》曰："泄泻之本，无不由脾胃。"脾开窍于口，其华在唇四白，脾主运化水谷、水湿，故泄泻与脾密切相关，患者的病位可以确定为脾。口干黏，便如糊状，口疮痛甚，舌淡红，苔薄黄，脉滑数等，为湿热内蕴之证。又因其病程较长，腹泻不绝，加之既往用药非苦寒清热解毒之品即燥湿健脾益气之品，过投苦寒燥湿之品，损伤阴液，查患者形体瘦削，舌多细裂，脉细数，均为阴虚之证。故本例阴虚与湿热并存，在治疗上，养脾阴而应甘淡不助湿生热，清湿热而应避免苦寒伤阴，治以甘淡养阴、清泻湿热之法。方中葛根为脾胃二经之药，既能清阳明之热，又能升脾土之清，更具生津止渴之效，以其斡旋补泻药中，共奏清热止泻，升清生津之用，用为君药；山药养脾阴而止泄泻，为扶正之主药；清泻之品，如淡竹叶、扁豆花等亦为甘淡性凉之品，无苦寒伤脾、香燥伤阴之弊；白茅根甘能补脾，甘则虽寒而不犯胃，甘寒能除内热，既能清利湿热，又能利尿而给湿热以通路。诸药合用，药到病除。

〔董建华，王永炎.中国现代名中医医案精粹（第3集）.北京：人民卫生出版社，2010〕

二十、酸甘养阴、滋养胃腑治嘈杂

秦某，男，54岁。2006年11月3日初诊。

慢性萎缩性胃炎伴胃窦部糜烂3年余，常自觉胃中不适。患者夜间时常觉胃中灼辣难寐，无泛酸，腹空如饥，口干欲饮。曾服泻肝和胃与健脾益气方药多剂，嘈杂之症均未改善。诊其舌质偏红，苔薄白，中有细裂，脉细。

辨证：阴津耗伤，胃失润养。

治法：酸甘养阴，滋养胃腑。

处方：北沙参15g，天、麦冬各12g，肥玉竹10g，白芍10g，生山药15g，酸枣仁12g，天花粉15g，柏子仁10g，莲子肉15g，仙鹤草15g，炙甘草3g，大枣10g。常法煎服。

服药7剂后，患者胃中嘈杂灼辣症状明显减轻，唯自觉腹中如空仍然。原方加怀山药15g，再服7剂，诸症悉减，原法调治而愈。

按语：慢性萎缩性胃炎患者之中，也有以嘈杂为主要症状者，患者常诉说"嘈心"不已，特别容易饥饿。刘氏（刘沈林）观察认为，以嘈杂为主症者，不少是胃黏膜萎缩性病变兼有部分胃窦糜烂。教材中往往把嘈杂与泛酸同时作为一个兼症考虑，容易使人在病机上产生混淆。《内经》云："诸呕吐酸皆属于热。"然而，泛酸是以肝胃郁热多见，以实居多；而嘈杂则以胃虚为主，阴伤常见。病人自觉胃空如饥，稍食即安，此即古人所谓"胃虚求食以自救"。遇此类病人，刘氏常取酸甘濡润一法。药用北沙参、天麦冬、川石斛、肥玉竹、莲子肉、酸枣仁、白芍、柏子仁、炙甘草、大枣等酸甘凉润，濡养胃腑，或在此方基础上化裁。药虽平淡，但切合病证，故嘈杂症状每能很快改善。当然，嘈杂一症，患者表现的轻重程度不同，病机特点也不完全一样。如因肝胃郁热而嘈杂、泛酸、口苦、舌苔黄者，治当泻肝和胃；如因胃阴不足，胃失濡养而嘈杂似饥，胃中如空者，治法又不相同，临证之时还须细细辨别，分清虚实。

〔刘沈林．酸甘濡润法治疗慢性萎缩性胃炎．江苏中医药 2007；39（7）：44 – 45〕

二十一、养阴生津、理气散结治低分化腺癌

范某，女，56岁。

患者因患胃癌于1980年4月行剖腹探查手术。术中发现癌肿与胰腺、肝脏粘连，并扪及肝内结节灶，行姑息性手术切除。病理报告为低分化腺癌。患者术后3个月仍卧床不起，恶病质明显，仅进极少量流食，语声低微，胃脘及右胁肋肋胀痛不已，口干唇燥。脉濡弱，苔少干裂，舌质偏红。

辨证：胃阴耗损，气机阻滞，正衰邪盛。

治法：养阴生津、理气散结为主，少佐以清热消肿之中药，缓缓图进。

处方：北沙参24g，麦冬15g，川石斛15g，八月札15g，绿萼梅9g，枳实12g，赤白芍各15g，瓜蒌仁24g，野葡萄藤30g，藤梨根30g，生山楂12g，鸡内金10g。7剂。

二诊：患者虽语声低微，但两目渐有神，口干略减，大便少畅，诸症缓，脉稍有力，苔舌同前。原方北沙参改为30g，续进14剂。

三诊：患者每餐能饮30g左右半流质，每天倚床半卧2小时左右，精神明显好转，唯口干、头晕、大便干结，脉细，苔少，舌质偏红。胃阴不足，肝血亏损，治拟滋阴养肝、理气散结、清热消肿法。

处方：北沙参30g，天、麦冬各12g，石斛15g，女贞子12g，枸杞子12g，八月札15g，绿萼梅9g，莪术9g，赤白芍各15g，野葡萄藤30g，藤梨根30g，石见穿30g，枳实12g，瓜蒌仁30g，火麻仁30g，生山楂12g，鸡内金10g。

用上方调治半年，精神大振，食欲亦佳，能从事家务劳动。1年后复查，肝、胰腺、后腹膜均无肿瘤浸润及转移病灶。坚持服药3年后，患者每2天服1剂，治疗已13年之久，仍健在。

按语："医为病所困者，惟阴虚之难补，久积之难除。"胃阴津亏损，当用沙参、麦冬一类养阴而不碍胃，慢慢滋养，阴津渐复。胃癌患者多伴有气机阻滞症状，理气散结中药能加快胃肠功能的恢复，对消除积聚起着重要的作用。理气散结中药应选用八月札、绿萼梅一类，性味平而不伤阴，慎用木香、川朴、佛手等温燥类理气中药，恐防更伤阴津。且八月札、绿粤梅等理气散结中药有抗肿瘤的作用。在临床中徐氏（徐振晔）常加入野葡萄藤、藤梨根、石见穿三味中药，使胃内积聚消除更快。

〔徐振晔. 养阴生津法治疗癌症验案4则. 中医杂志1994；(5)：273-274〕

第四节　在心血管系统疾病中的应用

一、滋阴潜阳、宁心复脉治心悸

何某，男，8 岁。1993 年 3 月 23 日初诊。

患儿因上呼吸道感染出现乏力、憋气、阵发性心悸 3 个月入院。查体：精神可，面色苍白，双肺呼吸音清，心率 98 次/分，可闻及频发早搏 20～24 次/分，心音有力，肝脾肋下未触及。舌红少苔，脉细结代。查心肌酶增高，胸片心胸比例正常，心电图示频发结性早搏，时呈二联律或三联律。入院当日，患儿心悸、憋气突然加重，神情烦躁，心电监护示室上性心动过速，心率186 次/分，予毛花苷 C 静脉推注 10min 后发作终止。

诊断：①阵发性室上性心动过速；②病毒性心肌炎。

辨证：阴虚阳亢之心悸。

治法：滋阴配潜阳，用宁心复脉为法。予三甲复脉汤化裁。

处方：炙甘草 15g，麦冬 15g，白芍 15g，玉竹 15g，生牡蛎15g，五味子 5g，生地黄 30g，龟甲 10g，鳖甲 10g，连翘 10g，苦参 10g。日 1 剂，水煎 150mL，分 2 次口服。

按语：本案患者阵发性室上性心动过速，中医属"心悸"范畴，中医辨证为阴虚阳亢证。阵发性室上性心动过速有两个临床特点：一是发作的突然起止，符合中医"风者善行而数变"的内风致病特点；二是临床表现为心悸、心前区不适、头晕、面色苍白、皮肤湿冷、脉搏细弱而数等，同阴维脉失养所致的心动而痛等证候特点相吻合。此病为热毒内侵，心阴受损，下及肝肾，阴亏阳亢，这与三甲复脉汤证相符合，此方出自吴鞠通《温病条辨》，具有滋阴复脉、潜阳息风之功效，主治温邪深入下焦，肝肾阴亏，阴维脉失养和虚风内动而引起的"热深厥甚，脉细促，心中憺憺大动，甚则心中痛"之证。患者精神可，面色苍白，双肺呼吸音清，心率 98 次/分，可闻及频发早搏 20～24 次/分，心音有力，肝脾肋下未触及。舌红少苔，脉细结代。四诊合参，证属阴虚阳亢，治以滋阴潜阳、宁心复脉之法，方用三甲复脉汤。

〔刘艳，刘虹，胡思源. 陈宝义教授治疗疑难病案4则. 吉林中医药2010；30（2）：105－106〕

二、益气养阴、安神镇惊治心悸

王某，女，34岁。2006年5月20日初诊。

胸闷心慌4年，加重2个月。初诊：自诉4年前因小孩生病后紧张劳累，而出现胸闷、心慌症状，休息后缓解。此后常因生气而复发，近2周来加重，遂来诊治。现症：胸闷气短，心慌心悸，失眠多梦，易惊醒，纳可，二便可。查：舌质淡有瘀点，舌苔白，脉弦。

诊断：气阴两虚之心动悸。

治法：益气养阴，安神镇惊。方拟生脉散合酸枣仁汤加味。

处方：党参12g，麦冬15g，五味子10g，生龙骨30g，生牡蛎30g，炒酸枣仁20g，茯神12g，川芎10g，炙甘草10g，百合20g，生地黄15g，知母15g，丹参15g。6剂，水煎服，日1剂，分2次温服。

复诊：服用前方后心慌心悸明显转好。病已奏效，效不更方，连服18剂自觉无不适。

按语：思虑劳倦，伤及心脾，心伤则阴血不足，阴不敛阳；脾伤则无以化生精微，血虚难复，不能养心，以致心悸不安而失眠。生脉散合酸枣仁汤加味治之。生脉散益气养阴，酸枣仁汤合百合、生龙骨、生牡蛎安神镇惊，丹参活血化瘀。本方融益气养阴、安神镇惊、活血通络诸法于一炉，方证合拍，故病情逐渐缓解。

〔贺兴东，翁维良，姚乃礼. 当代名老中医典型医案集. 北京：人民卫生出版社，2009〕

三、滋阴清热、健脾化湿治心悸

赵某，男，11 岁。1993 年 3 月 30 日初诊。

2 年来常反复感冒、发热，伴心动过速及心律不齐，曾在当地医院诊为"心肌炎"。近 2 个月来因上述症状发作频繁，在当地多方治疗不效，于半月前入山医大附院小儿科，用青霉素及输液治疗已半月，体温正常，但仍动则心悸、乏力、手麻。安静时心率100 次/分，稍活动（上下两层楼梯）则心率增至 140 次/分。诊查：患儿发育、营养可，稍胖，面色㿠白，行动缓慢。咽充血，扁桃体Ⅱ度大，舌质淡，舌尖略红，舌苔白黏，脉细弱而数。心电图示：二度Ⅰ型窦房传导阻滞。

辨证：心阴虚，脾虚湿滞。

治法：滋阴清热，健脾化湿。

处方：生地黄 12g，北沙参 15g，麦冬 9g，山豆根 9g，玄参 12g，蚤休 12g，牡丹皮 12g，金银花 18g，蒲公英 12g，黄芩 12g，生薏苡仁 18g，云茯苓 12g，苏梗 12g，甘草 6g。6 剂，日 1 剂，水煎分 2 次服。

二诊：4 月 6 日。服药 3 天后，心率即较前减慢，活动后（上下五层楼梯并去公园游玩）心率未超过 100 次/分，仅稍感心悸。舌质淡，苔白黏，舌下毛细血管丛生，脉细略数。给予前方药继服。

三诊：4 月 20 日。服上方 16 剂，现心率平稳，一般在 80 次/分，活动后亦无明显不适。心电图示：窦性心律不齐。原方又继服 10 剂。

2 个月后，其父来告：患儿一切正常，能坚持学习并参加学校活动，自服中药以来，未再感冒、发热，偶有扁桃体发炎，亦很快痊愈。

按语：望诊所见，患儿面色㿠白，行动缓慢，舌质淡，舌苔白腻，加之动则心悸、乏力，心电图示窦房传导阻滞，似应为心脾气虚。但细查之，患儿虽面㿠白，但口唇较红且干，舌质虽淡而舌尖红、舌下毛细血管丛生。思小儿"阴常不足，阳常有余"（朱丹溪），经常反复发热致阴液不足，阴液不足又使虚热不退，故此中医辨证为心悸心阴虚证并脾虚湿滞，从西医辨病则为病毒性心肌炎，治疗宜辨病与辨证相结合。以增液汤之生地黄、玄参、麦冬与沙参滋阴清热；山豆根、蚤休、金银花、蒲公英、黄芩清热解毒利咽，山豆根又可调整心律；患儿行动缓慢，舌苔白黏并长期发热，故以薏苡仁、云茯苓、苏梗清热健脾化湿，薏苡仁能助牡丹皮以清热消瘀，沙参滋阴清热，相伍取效。患儿不仅心率下降，心电图复常，体质也得到了改善。

〔董建华，王永炎．中国现代名中医医案精粹（第 3 集）．北京：人民卫生出版社，2010〕

四、清热养阴、益气敛阴治心悸

张某，女，23 岁。1992 年 4 月 20 日初诊。

心悸，气短，上腹部疼痛，纳差 1 个月，近日加重。伴口苦，夜眠多惊梦，经血量多，色红，大便干。已入急诊观察室 4 天，诊为"心肌炎"，经用西药治疗效果不明显。诊查：面色苍白无华，语声低微，精神差，舌质红，舌苔黄腻，左侧偏厚，脉弦细而结，咽充血，咽后壁淋巴滤泡增生。心电图：房性期前收缩，短阵房性心动过速，房性融合波，频发室性期前收缩，有时呈二联律。

辨证：心气、心血俱虚，胆胃有热。

治法：养阴益气清热。

处方：生地黄 12g，玄参 12g，沙参 15g，麦冬 12g，山豆根 9g，黄芪 18g，云茯苓 12g，虎杖 12g，蚤休 12g，蒲公英 9g，金银花 15g，竹茹 9g，炒枳壳 6g，苏梗 12g，炙甘草 6g。3 剂，日 1 剂，水煎分 2 次服。

二诊：4 月 23 日。服第 2 剂药后觉心悸减，但仍胃痛，不思饮食，大便稍干，西药已全部停用，舌质红苔黄腻，脉弦细有时结。上方加白芷 15g，甘松 20g，白芍 12g，延胡索 15g，川楝子

9g，去蒲公英。6 剂。

三诊：5 月 10 日。心悸大减，胃脘有烧灼感，纳差，舌质红，苔薄黄，脉弦弱、偶不齐。

处方：黄芪 18g，沙参 18g，白芷 15g，甘松 12g，赤芍 15g，延胡索 15g，川楝子 9g，麦冬 12g，炙甘草 9g，香附 12g，煅瓦楞 28g，煅牡蛎 18g，陈皮 9g，山豆根 12g。10 剂，日 1 剂，水煎分 2 次服。

四诊：7 月 6 日。上方继续服用 20 余剂，偶有心悸及胃部不适，纳可，面色已显红润，精神体力接近常人，舌质稍红，舌苔薄白，脉弦细而规整。心电图：大致正常范围。

处方：沙参 30g，麦冬 12g，生地黄 12g，玄参 12g，丹参 18g，赤芍 15g，菊花 9g，五味子 9g，滑石 15g，炙甘草 6g，虎杖 12g，当归 12g，黄芪 18g。10 剂，日 1 剂，水煎分 2 次服。

按语：该患者心悸，气短，口苦，夜眠多惊梦，经血量多，色红，大便干，面色白无华，语声低微，精神差，舌质红，舌苔黄腻，左侧偏厚，脉弦细而结，四诊合参，为心气心血俱虚，兼胆胃有热之证。患者气、阴、血俱虚，而以阴虚为主。心阴虚而心悸，脉来结代；胃阴虚而上腹烧灼不适，纳差，大便干；胆虚而生内热故口苦，多惊梦；阴虚生热，血热故见经行血多，色红。所谓脏腑之体（阴）不足可致其用（阳气）不健，故又见面白无华，神疲乏力，舌苔黄腻。治疗上养阴益气清热，初诊以增液汤加沙参直补心胃之阴；以蚤休、蒲公英、山豆根、虎杖等清热解毒，既清热存阴，又照顾到咽部病灶，其中山豆根利咽调心律，虎杖清热而通便，可谓一举多得；辅以黄芪、炙甘草补心气；竹茹、苏梗、云茯苓等清胃热、理胃气。2 剂后心悸减轻，脉象转为平稳。二三诊则因胃部症状突显而加用治疗胃部之药。四诊时，患者热象已大减，故去清热之品，防苦寒太过，患者疾病大好，以生脉散为主，并加大沙参用量，直补心肺气阴，养阴敛阴，并用补气、补血、活血药以调气血，症状大好。

〔董建华，王永炎．中国现代名中医医案精粹（第 3 集）．北

京：人民卫生出版社，2010］

五、益气养阴、定悸安神治心悸

王某，男，34 岁。1997 年 9 月 11 日初诊。

今年初以来，工作紧张，睡眠不足，于 6 月初即反复发作心慌，胸闷，心前区不适，并常于夜间发作而惊醒，伴眠差心悸，精神倦怠。动态心电图检查提示：心律失常，频发室性早搏，二联律。经服用普罗帕酮、美托洛尔、安他唑啉等药效果不佳。来诊时仍诉发作性胸闷、心慌，心中烦乱不宁，眠差易惊，精神疲倦。查其舌红，有裂纹，少津，脉结代。既往健康。

西医诊断：心律失常（频发室早）。

中医诊断：心悸。

辨证：气阴两虚，心神不宁。

治法：益气养阴，安神定惊。方取安神补心汤加减。

处方：黄芪 20g，太子参、麦冬、丹参、百合、石菖蒲、当归、生龙骨、生牡蛎、酸枣仁各 15g，远志 10g，桂枝、黄连各 6g，五味子 8g。日 1 剂，水煎服。

二诊：服药 6 剂，心慌发作减少，睡眠改善，精神体力增加。继服 12 剂。

三诊：症状基本缓解，无心慌、胸闷发作，偶有心跳间歇感，睡眠好。心电图检查发现早搏。嘱其继服上方 6 剂，以巩固疗效。

按语：室性早搏分为器质性和功能性两种，本例为功能性早搏，本不需特殊治疗，但室早反复发作，严重影响了患者的工作和生活，应用多种抗心律失常西药无效，复求治于中医。中医诊断为心悸。唐代颜师古云："心动曰悸。"悸之本义为人奋然急趋而似跳跃之貌，引申为心跳不停而越越不止之形状。气生神，心藏神，案中男患工作紧张，睡眠不足，心气受损，气虚日久，气损及阴，气阴两虚，心体失养，导致心神不宁而发生心悸。《寿世保元》云："盖心气者，血之帅也。气行则血行，气止则血止。"心血不行则见胸闷；心阴亏虚，虚火内起，心神被扰所以心烦不宁，眠差易惊；心气不足，故精神倦怠；舌红，有裂纹，少津，脉结代均为心之气阴两虚之征。方用生脉饮加黄芪益气养阴复脉为主；《灵枢·邪客》曰"心者，五脏六腑之大主也，精神之所舍也"，故加用石菖蒲、百合、酸枣仁、龙骨、牡蛎、远志等镇心养心安神之品；丹参、当归可滋养阴血；远志性温，味苦、辛，《本草正》曰"远志，功专心肾，故可镇心止惊，辟邪安梦，壮阳益精，强志助力。以其气升，故同人参、甘草、酸枣仁，极能举陷摄精，交接水火"。此例益气养阴、活血通脉、养心安神、交通心肾诸法兼用而奏效。

〔杨明会，窦永起，吴整军，等. 赵冠英验案精选. 北京：学苑出版社，2003〕

六、养阴益气治心悸

叶某，男，75 岁。2007 年 6 月 11 日初诊。

既往有高血压、冠心病病史，心动过速 20 余年，现血压正常，但近 1 周来心悸气短，伴头昏、口干、目干涩、大便干结。舌红少苔，脉弦细。

辨证：气阴两虚。

治法：补气养阴，安神定悸。

处方：益母草、桑寄生、珍珠母、首乌藤各 30g，茯苓 20g，丹参、炒酸枣仁、柏子仁各 18g，党参、合欢皮各 15g，枸杞子、怀牛膝各 12g，麦冬 10g，五味子 6g。7 剂。

二诊：6 月 21 日。诸症减轻，但近日感冒，微咳，有痰，头昏，纳、眠、二便均可，偶有胸闷气短，心悸。上法兼以化痰止咳。

处方：茯苓 20g，丹参、酸枣仁各 18g，瓜蒌皮、合欢皮各 15g，生葛根 12g，桑叶、白菊花、杏仁、连翘、柏子仁、浙贝母各 10g，竹茹、桔梗各 6g。7 剂。

三诊：6 月 28 日。感冒咳嗽渐轻，血压平稳，睡眠欠佳，需常服安定，小便可，大便稀。舌暗淡，苔根黄，脉弦滑。治宜化痰开结，养心安神。

处方：丹参、茯苓、首乌藤各30g，酸枣仁18g，合欢皮、太子参各15g，生葛根、全瓜蒌各12g，薤白、浙贝母、款冬花、黄芩各10g，降香6g。14剂。

按语：年老之人，多属气阴两虚。心悸，是指心中悸动，甚则不能自主的一种病证。本例心悸伴有高血压、冠心病，并且心动过速20余年。患者心悸气短，伴头昏、口干、目干涩、大便干结，舌红少苔，脉弦细，是明显的气阴两虚证，治宜补气养阴，安神定悸。方中茯苓健脾宁心；麦冬甘寒质润，可滋阴润燥增液，用以养胃阴为主；五味子收敛阴液；炒酸枣仁、柏子仁及珍珠母、首乌藤等养心安神。二诊因兼外感，按先治新病、后疗其内的原则，以解表宣肺为主，体现了颜氏的治病严谨。三诊时外感渐愈，则再用滋阴养心、安神定悸之法调理。评述：医者处方应灵活用药，随症而变，尤其兼有外感，若用补益之剂过早，则易恋邪伤正。

〔翟华强，高承琪，白晶. 颜正华临证用药集萃. 北京：化学工业出版社，2009〕

七、补气养阴、温振心阳治心悸

刘某，女，39岁。1979年4月27日初诊。

5年来经常胸闷气短，乏力，眠浅而多梦，心率慢，心律不齐，初时曾诊断为"传导阻滞"，后诊为"病窦综合征"，每逢感冒则上症加重，心率仅30次/分左右，曾晕倒。用阿托品、麻黄碱等均未获效，西医拟安装心脏起搏器，因惧怕手术，故就诊于中医。查舌质淡，舌尖红，苔白黏，脉沉迟结，每分钟38次。

辨证：气阴两虚，心阳不振。

治法：补气养阴，温振心阳。

处方：沙参30g，麦冬9g，五味子6g，桂枝9g，甘松12g，甘草6g。7剂，日1剂，水煎分2次服。

二诊：5月4日。心率已达60次/分，咽干，尿频，舌质淡，舌尖红，苔白，脉较规整。前方加玄参12g，继服7剂。

至5月29日，该患者心率稳定在60次/分左右，经会诊已不需要安装心脏起搏器而出院。

按语："数为阴不胜阳，故脉太过，一息六至是也。""迟为阳不胜阴，故脉来不及。"《濒湖脉学》云："迟而无力定虚寒，代脉都因元气虚，结脉皆因气血凝。"阴不胜阳则脉来太过，阳不胜阴则脉来不及。该患者西医诊断为病窦综合征，证见眠浅多梦，舌尖红，细审当以阴虚为主，阳气虚为次。用药以生脉饮为主方，方中沙参清热养阴，润肺止咳，重用为君；麦冬甘寒，益胃生津，清心除烦，润肺养阴，为臣药；五味子酸温，敛肺益气，生津止渴，固表止汗，宁心安神。三药合用，一补一清一敛，共奏益气复脉、养阴生津之功。并根据病机心阳不振，而加用温通心阳之桂枝和能提高心率之甘松，均获得良好效果。

〔董建华，王永炎．中国现代名中医医案精粹（第3集）．北京：人民卫生出版社，2010〕

八、养阴血、通心脉治心悸

赵某，女，50岁。2006年7月3日初诊。

心悸、头晕2年，伴口渴2个月。刻下症：心悸阵发、头晕不甚，伴口渴、胸闷、睡眠欠佳、梦多。曾在外院就诊，测血脂增高（具体不详），查头颅CT示：腔隙性脑梗死。查其舌质暗红，苔少欠津，脉细。

诊断：心阴不足、心脉失养之心动悸（高脂血症、腔隙性脑梗死）。

治法：养心通络。

处方：当归10g，丹参13g，首乌藤13g，葛根13g，生地黄10g，沙参13g，太子参13g，红花10g，川芎6g，郁金10g，瓜蒌皮13g，酸枣仁10g，柏子仁13g，龙齿30g，络石藤10g。3剂，水煎服。

复诊：服药后，口渴减轻，仍有心悸、胸闷、睡眠欠佳等症状。效不更方，方药略作增减，继服 7 剂，心悸未作，头晕不显，睡眠改善。

按语：此患者证属心肾阴虚，本虚为主，络脉瘀阻为标。治疗应强调养心肾之阴，佐以活血通络。方中当归、丹参、首乌藤、生地黄、葛根、沙参补养心肾之阴；太子参补心之气阴；郁金、川芎、红花理气活血；瓜蒌皮，《本草备要》谓其"荡涤胸中郁热垢腻，生津止渴"；酸枣仁、柏子仁、龙齿则养心阴、镇心宁心安神；络石藤活血通络，滋养心肾。精气得充，脉络得通，心神得宁。随之又加活血养血之赤、白芍。虽只服用 10 剂，症状全消。

〔贺兴东，翁维良，姚乃礼. 当代名老中医典型医案集·内科分册（上册）. 北京：人民卫生出版社，2009〕

九、滋阴养血、补心安神治心悸

曹某，男，45 岁。

心慌、失眠多梦 2 年余。2 年来由于思虑过度，心情不畅，导致心悸，呈阵发型发作，遇劳则甚。发作时胸闷，气促；周身乏力，头晕，汗出，不能自主。某医院心电图检查诊为"阵发性室上性心动过速"。服谷维素、地西泮、普萘洛尔、普拉洛尔等药，未见明显好转。刻下症：面色无华，心悸频作，头晕失眠，多梦，精神萎靡。舌质红、少津，苔薄黄，脉细数。

诊断：心悸。

辨证：血虚津亏，心失所养。

治则：滋阴养血，补心安神。

处方：辽沙参 15g，茯苓 9g，远志 9g，首乌藤 18g，珍珠母 15g，丹参 15g，莲子心 3g。5 剂。

二诊：诸症好转，入夜可寐，唯多梦，舌质红，苔薄黄，脉细数。拟宗上方，加朱砂（冲服）1g，5 剂。

三诊：悸平，神旺，寐安，为巩固疗效，继予原方 5 剂，柏子养心丸 2 盒，续服。

按语：本案患者阵发性室上性心动过速，阵发性室上性心动过速有两个临床特点：一是发作的突然起止，符合中医"风者善行而数变"的内风致病特点；二是临床表现为心悸、心前区不适、头晕、失眠、面色苍白、汗出、脉搏细弱而数等。中医属"心悸"范畴。心悸原因颇多，但总不越气机逆乱，亏损数端。本病初期多因气血不足，日久则多为阴津耗伤，津血同源，二者同中有异。津为血之源，血乃津之化，若心血虚者宜补血奉养；阴津耗者，则当滋阴生津。故药用辽沙参滋阴生津，养血安神；丹参、莲子心，调营养血，清心除烦；珍珠母、远志、茯苓、首乌藤，安神定志。若心悸日久不愈，或叠进补血安神之剂。迁延不瘥者，以此法治之，多能取效，若为器质性病变，此法亦能改善症状。

〔刘俊红，刘霖．名老中医临证验案医话．北京：人民军医出版社，2011〕

十、滋补肝肾、养阴通络治胸痹

朱某，男，59 岁。1978 年 9 月 26 日初诊。

有高血压素恙三载，每因劳累或精神紧张便出现头晕、耳鸣、胸闷等症，近两月来因忧思操劳，眩晕耳鸣增剧，心悸加重，时而心前区隐痛有紧缩感，且放射至左臂内侧部。某医院心电图检查：ST 段下移，T 波低平。血压：150/100mmHg。西医诊断为"冠心病"。细察苔脉：舌苔微黄，质偏红，脉细小略数。

论析：窃思吴瑭曾有"肝肾虚而累及阴维故心痛"之说，本病中医为胸痹心痛，病机乃肝肾阴虚，病及阴维，心脉少养所致，遂取吴氏酸甘咸法。

处方：生地黄 10g，麦冬 10g，大白芍 15g，炙甘草 10g，五味子 6g，生龟甲（先煎）24g，生鳖甲（先煎）24g，紫河车10g，茯苓 10g，酸枣仁 10g，潞党参、丹参各 10g，鸡子黄（冲）2 枚。

进药 3 剂，心前区隐痛发生频率明显减低，每次发作时间亦缩短，头晕、心悸、失眠皆松，步原法加入玄参、玉竹、全瓜蒌、鸡内金、葛根等调理 3 个月，诸恙递瘥。

按语：《难经·二十九难》云："阴维为病苦心痛。"阴维脉系诸阴经，起于诸阴之交，主要在胸腹部交会，故病证以心腹痛为主。阴维之脉隶属于足少阴之肾，能导引肾中精血上归于心。案中男患年过半百，本已肾气渐衰，复因忧思操劳，肝肾阴精受损，肾水不能上济心火，心火亢于上，耗伤心阴，心气不和发为胸痛；心阴虚，心神不得滋养，又被虚火扰动所以心悸不宁；清窍得不到阴血濡养，又受虚火之扰故眩晕耳鸣增剧；舌苔微黄、质偏红、脉细小略数均为阴虚有热之征。方用生地黄、麦冬养阴清热，以达阴平阳秘、水火相济的目的；白芍酸甘，可通顺血脉，缓急止痛；肝肾精血不足，非血肉有情之品难以滋养，方中选用生龟甲、生鳖甲、鸡子黄滋阴潜阳，紫河车补血补阴，共奏通补奇经之效；党参、茯苓、炙甘草益心气，补气以养血；五味子补肾宁心；酸枣仁养肝血，宁心安神；丹参素有"一味丹参功抵四物"之说，既可养血，又可活血止痛。然而血肉有情之品多具滋腻之性，故医者复诊于方中加入瓜蒌、葛根、鸡内金等升降之品，以保证脾胃的健运功能，使气血得以调畅，通则不痛；加玉竹、玄参以增滋阴清热之功。本案中诸药配伍，共奏酸甘滋补肝肾阴精，咸降通养阴维奇脉之功，使心气平和，心痛得愈，可见胸痹心痛之证须辨证准确，非赖以大量活血通络之品。

〔王德元. 王德元老中医临证备忘录. 北京：化学工业出版社，2012〕

十一、益气养阴、宁心通脉治胸痹

叶某，女，68 岁，退休干部。1994 年 2 月 28 日初诊。

1993 年 4 月查出心肌供血不足，被确诊为"冠心病"。用中西药治疗多时乏效，遂来求治。刻下胸闷，心前区阵发隐痛，心慌心烦，气短，乏力自汗，眠差梦多，胸背发凉，气色欠佳，口苦口干，牙痛，纳可，饮水不多，无痰，二便正常。舌暗红少苔，脉细而数。无药物过敏史。

辨证：气阴两虚夹瘀。

治法：益气养阴，宁心通脉。

处方：南沙参、北沙参各15g，麦冬10g，五味子（打碎）6g，玉竹15g，赤芍、白芍各10g，丹参15g，茯苓20g，炒酸枣仁（打碎）15g，远志6g，煅牡蛎（打碎，先下）30g，浮小麦30g，炒谷芽12g。共7剂，日1剂，水煎服。忌食辛热油腻。

二诊：虚汗止，胸闷心慌减轻，仍眠差梦多，心烦，牙痛，舌脉同前。原方去浮小麦、煅牡蛎，加首乌藤、生龙骨（打碎，先下）、生牡蛎（打碎，先下）各30g。续进10剂。

三诊：牙痛已，又时有虚汗，气色及睡眠好转，晨起口苦，纳佳，舌脉同前，原方去炒谷芽，加生黄芪12g，丹参增至24g，续进20剂。

四诊：药后诸症悉除，原方再取15剂，5剂煎服，10剂制成膏滋剂，每日服2次，每次一汤匙，以巩固疗效。

按语：《灵枢·五邪》指出："邪在心，则病心痛。"《灵枢·本脏》："肺大则多饮，善病胸痹、喉痹、逆气。"本案胸痹诸症是由气阴两虚夹瘀所致，颜氏（颜正华）治以益气养阴，兼以通脉宁心。如此则气足阴盈，脉通神安，诸症悉除。方用南沙参、北沙参、玉竹、五味子、麦冬、生黄芪平缓之品以益气养阴，酸枣仁、远志、牡蛎等养心宁神。初诊、二诊均有牙痛口苦，乃阴虚虚火上炎之兆，故投能滋阴清热的麦冬。初诊自汗、乏力、气短为气虚之兆，本当选补气行滞的生黄芪，然其能升阳助火，故改用敛汗且不升阳助火的浮小麦，待三诊虚火除牙痛已方用。病情较重即以汤剂为治，以求急效；病情好转，症状大部消失，即以膏滋为治，以图缓效。

〔常章富. 颜正华学术经验辑要. 北京：人民军医出版社，2010〕

十二、益气养阴、清透邪毒法治病毒性心肌炎

刘某，男，25岁，工人。2009年5月8日初诊。

患者于5天前运动后出现胸闷、胸痛、乏力、汗出，休息后症状仍得不到缓解。1天前上述症状加重，症见：胸闷，胸痛，乏力，气短，汗出，手足心热，偶感腹痛。舌红少苔，脉沉弦。叩诊心界不大，听诊第一心音稍弱，心率110次/分，律齐。心电图提示：窦性心律，电轴不偏，Ⅰ、Ⅱ、Ⅲ、aVF、V2、V5导联ST段上抬>0.25mV，aVR导联ST段下移>0.25mV。心肌酶：CK－MB 87.2U/L，CK 61U/L，LDH 521U/L。

诊断：病毒性心肌炎急性期。

辨证：气阴两虚。

治法：益气养阴，清透邪毒。

处方：党参30g，麦冬20g，五味子20g，酸枣仁30g，甘松10g，玄参15g，黄连15g，苦参15g，炙甘草10g。水煎服，每日1剂。

二诊：5月12日。患者上述症状明显减轻，但仍乏力，舌红少苔，脉弦细。心肌酶：CK－MB 28.6U/L，CK 39U/L，LDH 319U/L。心电图提示：不正常心电图，心肌缺血。治宜益气养阴，活血通络。

处方：党参30g，麦冬20g，五味子20g，酸枣仁30g，丹参15g，赤芍15g，玄参15g，炙甘草10g。后又以本方加减调治3月余，患者心电图大致恢复正常。

按语：病毒性心肌炎是由病毒侵犯心肌所引起的一种常见的感染性心肌疾病，以心肌细胞的变性坏死和间质炎性细胞浸润及纤维渗出为主要的病理变化。于氏（于作盈）认为，病毒性心肌炎，目前尚无对应的中医病名，可归属于中医学"心悸""怔忡""心痹""心痛"等范畴。于氏认为，本病从中医观点而论，是由于肺虚卫外失职，外感毒邪乘虚侵袭，内舍于心，犯及心脉，心神受扰，则惊悸怔忡乃作，即叶天士所云"温邪上受，首先犯

肺，逆传心包"。毒邪内陷，邪热久羁，则耗伤心之气阴，导致心之气阴两虚。心气虚，则鼓动无力，血脉瘀阻；心阴虚，则心脉失养、心神不宁，故出现心动悸、脉结代等症状。病机改变，虚实夹杂。虚为气阴两虚，实为邪毒内陷，瘀血、痰浊阻滞。于氏提出了益气养阴、清透邪毒、宁心安神为主的治疗原则，时刻注意阴血津液的亏损。本病初期为外感温热邪毒犯心，既有心之受损，耗津伤液，又有邪毒侵犯营卫之象，故在清透邪毒的同时，要时刻护辅心之阴血，只要治疗及时，阴血得顾，则邪去正安，正损易复。如若清透邪毒不利，则邪毒壅盛，生热伤阴，津液大伤，阴损及阳，可迅速出现心阳衰微之危证。在临床实践报道中发现本病以偏阴血虚的患者居多，在治疗方面，古人亦有"救阴不在血，而在津与汗"的说法，所以，只有及时护辅阴液才能促进该病的治愈。

〔郝毅. 名老中医于作盈论治病毒性心肌炎的经验. 中国中医药现代远程教育 2011；9（8）：15〕

十三、养阴益气复脉治心律失常

李某，女，40 岁。2008 年 9 月 18 日初诊。

患者 2 年前体检时发现频发室早，未予治疗。2 年来情绪紧张后心悸、胸闷，口咽干燥，夜眠不安，舌红嫩、苔薄白，脉结代。既往慢性咽炎、口腔溃疡史 5 年。动态心电图显示 24h 心率 873552 次，室早 10603 次。

西医诊断：心律失常，频发室早。

中医诊断：心悸，心肾气阴两虚、阴虚火旺证。

治法：益气养阴。

处方：生黄芪 15g，北沙参 12g，太子参 12g，百合 15g，玉竹 12g，苦参 12g，麦冬 10g，五味子 10g，丹参 12g，赤芍 15g，白术 12g，女贞子 12g，土茯苓 15g，薏苡仁 15g，酸枣仁 15g，首乌藤 15g，珍珠母（先煎）30g。

二诊：2009 年 1 月 15 日。上方间断服用，现心悸好转，仍时有胸闷，舌红，脉结代。上方去土茯苓，加枸杞子 15g，玄参 12g、黄精 12g、莲子心 10g，加强滋肾清心之功，并以延胡索粉 3g，每日 3 次冲服。

三诊：2009 年 4 月 23 日。上方每日 1 剂服用，现无口干咽燥，舌淡红，苔薄白，原方去麦冬。继续服用，每日 1 剂。

四诊：2009 年 5 月 14 日。患者偶感情绪紧张后胸闷，余无不适，口腔溃疡已痊愈，未再复发，时有大便不成形，舌淡红，脉细。复查动态心电图显示心搏 773552 次，室早 5930 次。原方去珍珠母，每日 1 剂，延胡索粉继服。

按语：心律失常病位在心，与肾密切相关，心肾阴虚是常见的原因之一，真气内虚，气血不足，无力鼓动血脉而出现脉结代、心动悸。气阴两伤须用纯甘壮水之剂填补真阴。《伤寒论》的炙甘草汤即为治疗阴阳气血不足而致心动悸、脉结代证，重在补气阴的代表方剂，"伤寒脉结代，心动悸，炙甘草汤主之"。翁氏（翁维良）强调对于气阴不足者治以益气滋阴，通过滋补心肾之阴，恢复心主血脉的正常生理功能。益气药常用太子参、党参、黄芪；养阴药常用沙参、麦冬、玉竹、生地黄、百合。翁氏认为，心肾气阴不足影响心主血脉之功，出现血脉瘀阻，所以活血化瘀药物亦为必用之品，翁氏常用丹参、赤芍、红花、当归、桃仁、鸡血藤等。大队甘寒养阴药沙参、百合、玉竹、麦冬、玄参、黄精、女贞子、枸杞子填补心肾虚损，太子参、生黄芪为益气而设，并配合丹参、赤芍、珍珠母活血、镇心。延胡索为活血、理气、止痛之良药，制成散剂应用，更有利于其有效成分的发挥，但用量不宜过大，一般每次 3g，每日 2~3 次。以上配伍，标本同治，是为取效的根本原因。

〔于大君，翁维良. 翁维良教授治疗心律失常经验. 河南中医 2010；30（8）：749 - 750〕

第五节　在内分泌系统疾病中的应用

一、养阴清热、润肺固肾治消渴

施某，男，58 岁。2005 年 8 月 22 日初诊。

患者 1993 年 8 月出现尿频尿急、小便不畅，诊为"前列腺增生、尿潴留"，同时发现有"糖尿病"，起初服用格列本脲、二甲双胍等控制血糖，2005 年 5 月开始用胰岛素，血糖控制尚可，空腹血糖 7.5mmol/L，餐后 2 小时血糖 12.5mmol/L。曾发现尿蛋白阳性、尿素氮偏高，查食管、胃、直肠有慢性炎症。目前形体渐瘦，腿软乏力，口干唇燥，咳嗽痰多，小便不畅，尿黄有沫，大便偏溏，日行 3 次。舌苔黄腐腻，舌质暗紫，中有裂纹，脉弦。B 超示：双肾、输尿管无明显异常。

辨证：肾虚阴伤，湿热内郁，久病络瘀。

治法：滋肾养阴，化湿清热，活血通络。

处方：生地黄 12g，泽兰 12g，泽泻 12g，玉米须 25g，地骨皮 15g，桑白皮 15g，山药 15g，牡丹皮 9g，茯苓 10g，南沙参 10g，北沙参 10g，山萸肉 10g，桑叶 10g，玄参 10g，炙僵蚕 10g，天花粉 10g，黄柏 10g，鬼箭羽 20g，炙水蛭 3g，知母 6g，炒苍术 6g。

按语：本案诊为消渴病，中医辨证为阴虚燥热证。阴虚燥热，耗伤津血，无以充养肌肉，故形体消瘦；消渴病迁延日久，肾阴耗伤，甚则阴损及阳，阴阳互根，故见腰酸，腿软乏力；内有湿热，故苔黄腐腻，大便偏溏，日行 3 次。治宜养阴清热，或滋阴降火。《景岳全书·三消干渴》曰："凡治消之法，最当先辨虚实，若察其脉证，果为实火致耗津液者，但去其火则津液自生，而消渴自止。若由真水不足，则悉属阴虚，无论上、中、下，急宜治肾，必使阴气渐充，精血渐复，则病必自愈。若但知清火，则阴无以生，而日见消败，益以困矣。"张景岳强调"无论上、中、下，急宜治肾"，可见肾虚在消渴中的重要性。本案病久迁延，肾阴耗伤，故以六味地黄汤（生地黄、山萸肉、山药、牡丹皮、泽泻、茯苓）为主方滋阴固肾，壮水以制火；合南北沙参、天花粉、麦冬、知母滋阴润肺，以治燥热。此外，燥热与湿热、瘀热、痰热多互为因果，并见共存，治应兼顾。炒苍术、黄柏、泽兰、玉米须等清中化湿醒脾，以治湿热；鬼箭羽、玄参、炙水蛭、鸡血藤、丹参凉血活血，化瘀通络，以治瘀热；桑叶、蒲公英、桔梗、桑白皮、地骨皮化痰清热，以治痰热。用药1月余，养阴为主，配以降火治疗燥热，兼顾治疗湿热、瘀热、痰热，与燥热一起"四热"同治，咳嗽痰多、尿黄有沫、大便偏溏、腿软乏力、苔黄腐腻等症状及血糖、尿素氮等指标明显好转，因此克服了西药格列本脲等单纯降糖而忽略并发症治疗的弊端，标本兼治，体现了中医辨证论治的优势。

〔苏克雷. 基于数据挖掘的周仲瑛教授治疗糖尿病肾病的病案回顾性研究. 南京中医药大学硕士学位论文，2011〕

二、滋养肝肾、润燥止渴治消渴

孔某，女，52岁。2007年4月24日初诊。

1年来，患者先后几次在医院测空腹血糖均在9.2mmol/L左右，尿糖：（＋＋～＋＋＋＋），遂诊断为"糖尿病"，并配合相关降糖治疗。现头晕目眩，耳鸣耳聋，失眠多梦，五心烦热，尿频尿多，口干欲饮，腰酸膝软，倦怠乏力，月经未断。空腹血糖日前测得为7.8mmol/L，尿糖（＋＋）。舌红少苔，脉虚数无力。

处方：熟地黄30g，山药30g，山茱萸15g，茯苓25g，泽泻15g，牡丹皮15g，葛根20g，天花粉15g，石斛25g，枸杞子20g，川牛膝15g，玉竹25g，麦冬20g。10剂，水煎服。

二诊：5月8日。眩晕明显好转，症状已不明显，但觉胃纳不佳，舌苔转薄，脉仍略虚数。上方加枳壳10g，6剂，水煎服。

三诊：5月14日。已无不适，舌脉复常，血糖、尿糖均正常，效不更方，继服14剂，巩固疗效，以收全功。

按语：本案诊为消渴，中医辨证为肾阴亏虚证。《证治准绳·消瘅》对三消的临床分类做了规范，"渴而多饮为上消（经谓膈消），消谷善饥为中消（经谓消中），渴而便数有膏为下消（经谓肾消）"。患者肝肾阴虚，则髓海不足，而头晕目眩，耳鸣耳聋；肝肾阴虚，肝失疏泄，肾失固藏，津液直趋膀胱，故见尿频尿多；阴虚津燥，失润于上，则口干舌燥；肾主骨生髓，阴精不足，骨髓不充，则腰膝酸软，倦怠乏力；阴虚火旺，则失眠多梦，五心烦热，舌红苔少，脉细数。证属肾阴亏虚，故治宜滋养肝肾，润燥止渴，方择六味地黄丸加味。方中重用熟地黄为君，填精益髓，滋阴补肾。臣以山药养脾阴，固肾精，脾肾双调；山茱萸补益肝肾。君臣相伍，三阴并补，重在补肾。肾为水脏，肾阴亏虚，泄浊不利，湿浊内生，加之阴虚火旺，故伍以利湿降火之品，茯苓健脾渗湿，配伍山药补脾健运；泽泻利湿泄浊；牡丹皮清泻相火。茯苓、泽泻、牡丹皮三药利湿浊而降相火，是为"三泻"。佐入葛根，配伍山药健脾升阳布津；天花粉生津止渴；石斛、枸杞子、麦冬、玉竹四味皆为益阴之品，共补肾肝肺胃之阴；川牛膝补肝肾、强筋骨，用治腰膝酸软。诸药相合，滋补肝肾之阴，补中有泻，补而不滞，静中有动，静动相宜。二诊即明显好转。但滋阴之品多黏滞碍胃，故食欲不佳，因此加入理气调中之枳壳，以助运化。

〔胡晓阳．段富津教授治疗眩晕的经验研究．黑龙江中医药大学博士学位论文，2008〕

三、滋养肾阴、清热润燥治消渴

李东垣治顺德安抚张耕夫，年四十余，病消渴，舌上赤裂，饮水无度，小便数多。李曰：消之为病，燥热之气胜也。《内经》云：热淫所胜，佐以甘苦，以甘泻之，热则伤气，气伤则无润，折热补气，非甘寒之剂不能。故以人参、石膏各二钱半，甘草生炙各一钱，甘寒为君；启元子云滋水之源，以镇阳光，故以黄连三分，酒黄柏、知母、山栀各二钱，苦寒泄热，补水之臣；以当归、麦冬、白葵、兰香各五分，连翘、杏仁、白芷各一钱，全蝎一个，甘辛寒和血润燥为佐；以升麻二钱，柴胡三分，藿香二分，反佐以取之；桔梗三钱为舟楫，使浮而不下也。名之曰生津甘露饮子，为末，汤浸蒸饼和成剂，捻作饼子，晒半干，杵筛如米大，食后每服二钱，抄在掌内，以舌舐之，随津咽下，或白汤少许送下亦可，此治制之缓也。治之旬日良愈。古人消渴，多传疮疡，以成不治之疾。此既效，亦不传疮疡，以寿考终。后以此方治消渴诸症皆验（引自《名医类案·消渴》）。

按语：本证乃肺阴虚燥热消渴案，阴虚热盛，耗液伤津，故舌上赤裂，饮水无度；肺主治节，治节失司，水不化津上濡而趋于下，故小便数多；故治疗时用苦寒泄热，甘寒和血润燥，以滋水之源，而镇阳光，标本兼治。

〔马超英，耿耘. 中医内科医案. 上海：上海中医药大学出版社，2008〕

四、滋肾养阴、清热润燥治消渴

顾某，男，46 岁。1991 年 11 月 30 日初诊。

2 旬前曾发热，之后口干渴饮，24 小时饮水 5 瓶，伴腰膝酸软、消瘦、乏力、视力下降。诊查：空腹血糖 14.4mmol/L，尿糖（＋＋＋＋）。舌质红，苔薄糙，脉细弦。

辨证：证属肾阴亏损，燥热内伤。

治法：滋肾育阴，润燥清热。

处方：桑白皮 30g，细生地黄 30g，北沙参 15g，川石斛 15g，玄参 12g，生葛根 15g，知母 12g，天花粉 15g，怀山药 15g。

二诊：12 月 7 日。服上方 2 剂后，口干渴饮症状大减，进水量减少为 1 瓶，腰酸减轻，后背微胀，大便日通，唯视力仍差。查：空腹血糖 9.65mmol/L，尿糖（－）。眼科会诊：视力左右均为 0.1。舌苔白中央黄，脉细弦。再进滋水益肾润燥之剂。

处方：桑白皮 30g，细生地黄 30g，北沙参 15g，川石斛 15g，玄参 12g，生葛根 15g，知母 12g，天花粉 15g，怀山药 15g，决明子 15g，沙苑子 12g。

三诊：12 月 14 日。消渴症状已趋缓解，但两目视物模糊，舌苔微薄白，脉弦，再拟育阴补肾为法。

处方：生、熟地黄各 15g，天、麦冬各 10g，北沙参 15g，川石斛 15g，玄参 12g，天花粉 15g，怀山药 15g，沙苑子 12g，草决明 12g，青葙子 12g，桑白皮 30g。

四诊：12 月 21 日。经投上方 7 剂，消渴症状显减，视力下降未再发展。舌苔薄微黄，脉细弦，空腹血糖 7.32mmol/L，眼科会诊视力左右均为 1.3。再以益肾固本，滋阴润燥之剂巩固。

按语：消渴病是中国传统医学的病名，是指以多饮、多尿、多食及消瘦、疲乏、尿甜为主要特征的综合病证。《外台秘要·消中消渴肾消方》引《古今录验》说："渴而饮水多，小便数……甜者，皆是消渴病也。"基本病机为阴津亏耗，燥热偏盛。主要病变部位在肺、胃、肾，尤以肾为关键。三脏之中，虽可有所偏重，但往往又互相影响。消渴病可分为上、中、下消，临床上，三消症状常同时并见，故治疗上，不必拘泥于三消，而以养阴生津、清热润燥为大法，同时按照病位及轻重主次，兼以滋肾、润肺、清胃等法。该患者为发热病之后阴液耗伤，累及于肾，肾阴亏损，水不涵木，精血不能上承于目而致的消渴目盲，治以滋肾育阴，润燥清热之法。方中桑白皮泻肺中伏火；生地黄、沙参清热生津、补肾中之真阴，同时上以润肺；石斛生津滋肾明目；知母、天花粉清肺胃之燥热而滋阴生津止渴；葛根清热生津而能升肾中元气；山药健脾胃而补肺气，脾胃健运则清升浊降，津液生化有源；玄参滋阴清热而泻无根之火。2 剂后，患者口渴多饮改善，视力连续下降，故二三诊加青葙子、决明子、沙苑子滋肾清肝明目，连服 28 剂而效。

〔董建华，王永炎．中国现代名中医医案精粹（第 3 集）．北京：人民卫生出版社，2010〕

五、滋阴降火、清上润下治消渴

王某，男，34 岁。

多食、多尿、多饮后体重下降，潮热，咳嗽，咯血，胸闷，烦热，腰酸，神疲，遗精滑泄。诊查：24 小时尿糖 60.9g，血糖 15.4mmol/L，胸片示浸润型肺结核，痰液检查阳性。脉弦细，重按微弱，舌白滑，边微红。

辨证：肾阴不足，龙雷肆虐，虚火灼烁，上刑肺金，中燔胃土，下劫肾水。

治法：滋阴降火，清上润下，使水火既济。

处方：大熟地黄 18g，粉丹皮 6g，蒸萸肉 9g，肥知母 9g，泽泻 9g，南、北沙参各 9g，怀山药 12g，天花粉 12g，白茯苓 12g，苏芡实（杵）12g，天、麦冬各 12g，蚕茧壳 15g，炙龟甲（先煎）15g，左牡蛎（先煎）24g。7 剂。

二诊：头尚昏眩，口渴咽干，心烦嘈杂，腰酸形瘦。肺热上炽，清肃失司，喉痒冲咳，脉来弦细，溲数沉淀，幸未见脂膏下泄。再当育阴填下，清滋肃上为要务。

处方：大熟地黄 24g，左牡蛎（先煎）24g，粉丹皮 6g，肥知母 6g，川贝母 6g，怀山药 12g，原金斛 12g，百花百合 12g，苏芡实 12g，茯苓 12g，黛蛤散（包）12g，蒸萸肉 9g，泽女贞子 9g，炙龟甲（先煎）15g。7 剂。

三诊：心烦惊悸，夜不成寐，遗精屡泄，溲数沉淀，火刑肺金，咳呛不休，晨晚为剧，舌中光剥。再当滋阴于下，清肃于上之法，近来天气寒燥，虑其咯血复萌，及早防之。

处方：左牡蛎（先煎）24g，海蛤壳（杵）18g，大生地黄 15g，炙龟甲（先煎）15g，苏芡实 12g，朱茯神 12g，柏子仁（杵）12g，枇杷叶（去毛，包）12g，南、北沙参各 12g，金樱子 9g，桑叶 9g，桑皮 9g，川贝母（去心）6g，西洋参 4.5g。7 剂。

四诊：面较润泽，心烦口渴已减，惊悸寐寤较宁。脉弦势已缓，舌剥纹已起。真阴已有填充之机，虚阳不致亢害。唯冬令寒燥，咳嗽不易即止，续拟清肃滋养之法。

处方：南、北沙参各 12g，怀山药 12g，沙苑子 12g，苏芡实 12g，天、麦冬各 12g，朱茯神 12g，白花百合 12g，巴旦杏仁 12g，枇杷叶（去毛，包）12g，首乌藤 15g，川贝母（杵）6g，海蛤壳（杵）18g，莲须 3g。14 剂。

五诊：咳减痰稀，口渴已润，心神已宁，夜能安寐。肾气渐摄，溺浊已清，唯劳动疲累，腰脊尚酸，此证大有转机，仍当六味汤为主宰。

处方：大熟地黄 24g，左牡蛎（先煎）24g，蒸萸肉 9g，冬虫夏草 9g，泽泻 9g，怀山药 6g，茯苓 6g，南、北沙参各 6g，天、麦冬各 6g，粉丹皮 6g，肥知母 6g，川石斛 12g，炒杜仲 12g，沙苑子 12g，五味子 3g。30 剂。

按语：《金匮要略·肺痿肺痈咳嗽上气病脉证治》云："热在上焦者，因咳为肺痿。肺痿之病，从何得之？师曰：或从汗出，或从呕吐，或从消渴，小便利数，或从便难，又被快药下利，重亡津液，故得之。"本例患者口渴、溲数、多食、体瘦，已见下消之证，又见咳嗽、潮热、心烦、咯血，则又兼有肺痿，虽为两证，但均因火起，故治疗上，当肺肾两顾，使上下俱安，热退津生。"善补阳者，必于阴中求阳，则阳得阴助，而生化无穷；善补阴者，必于阳中求阴，则阴得阳升，而泉源不竭。"故选大剂量六味以"壮水之主，以制阳光"。而《医贯·消渴论》更对本方在消渴病中的应用做了较详细的阐述："盖因命门火衰，不能蒸腐水谷，水谷之气，不能熏蒸上润乎肺，如釜底无薪，锅盖干燥，故渴。至于肺亦无所禀，不能四布水津，并行五经，其所饮之水，未经火化，直入膀胱，正谓饮一升溲一升，饮一斗溲一斗，试尝其味，甘而不咸可知矣。故用附子、肉桂之辛热，壮其少火，灶底加薪，枯笼蒸溽，稿禾得雨，生意维新。"复以西洋参、南北沙参、石斛、天麦冬、知母、天花粉等甘寒凉润，以清上焦之热，滋肺胃之阴；川贝母、枇杷叶、桑皮、桑叶、杏仁等清养肺金，肃气化痰；牡蛎、龟甲、杜仲、沙苑子等固精健肾。

诊疗五次，效果明显。

〔董建华，王永炎．中国现代名中医医案精粹（第 3 集）．北京：人民卫生出版社，2010〕

六、益气养阴、清热润燥治消渴

李某，男，70 岁。2007 年 6 月 6 日初诊。

反复乏力、口干 3 年余。患者于 2004 年在当地医院诊断为"2 型糖尿病"，未系统治疗。2005 年病情加重，空腹血糖波动在 17～18mmol/L，予多种降糖西药口服治疗，疗效不显，并 2 次因乏力、消瘦、口渴症状加重而入院治疗。2007 年 1 月开始加用胰岛素治疗，每天 10～12U。期间又曾因引起低血糖反应致昏迷，患者心理压力较大，转延李氏（李春辉）诊治。诊见：形体消瘦，神疲乏力，口渴易饥，大便调，小便频数，舌红苔薄白，脉弦细。

诊断：气阴两虚之消渴。

治则：益气养阴。

处方：党参、葛根、天花粉、车前子、僵蚕各 15g，仙鹤草 30g，黄芪 20g，苦瓜干、连翘各 10g，黄连、甘草各 6g。每天 1 剂，水煎服。

配合服野兔汤治疗。

调治 2 周后诸症消失。遂嘱患者逐渐减少降糖西药及胰岛素注射剂量，至 2007 年 12 月 5 日，已全部停用胰岛素及其他降糖西药，中药改为每周服 3 剂。1 月后只服野兔汤降糖，随访至今，空腹血糖稳定在 5～6mmol/L。

按语：糖尿病是由遗传和环境因素相互作用而引起的代谢紊乱性疾病，临床以慢性高血糖为主要标志，常见症状有多饮、多尿、多食以及消瘦等，属于中医学"消渴"范畴。其病机，多数医家认为主要为阴津亏损，燥热偏胜。《医学心悟》说："治上消者，宜润其肺，兼清其胃；治中消者，宜清其胃，兼滋其肾；治下消者，宜滋其肾，兼补其肺。"在糖尿病的治疗过程中，应时刻谨守阴阳二字，本病病程较长、病情复杂、变证多端，因此，治疗过程中亦须注意标证。早期气阴初伤，燥热偏盛，本虚标实，此时益气养阴清热为正治。据《本草纲目》记载，兔肉有补中益气，止渴健脾之效；唐·崔元亮《海上集验方》有以兔熬汤治疗消渴羸瘦，小便不禁之记载。此法与糖尿病方相伍，相得益彰。

〔张朝臻，李树成，王维亮，等. 李春辉老中医运用益气养阴法治疗糖尿病经验介绍. 新中医 2010；42（9）：137－138〕

七、养阴益气、清热生津治消渴

汪某，女，60 岁。2005 年 6 月 25 日初诊。

口渴多饮、多尿 10 年余，伴胃脘不舒半年就诊。10 年前因口渴多饮、多尿，化验血、尿糖增高，西医诊为"糖尿病"，曾服格列美脲、阿卡波糖等西药治疗，服药期间血糖基本降至正常，但停药后仍升高。近来形体日渐消瘦，疲乏无力，神倦，动则易汗，现左胸疼痛，查心电图未见异常，胃脘部偏左疼痛，空腹为甚，纳食稍缓解，泛酸，饮食增加，口干欲饮，有时咽喉干痛，小便次数增多，手足时有麻木。多次查空腹血糖在 13.0mmol/L 左右波动（未服药），餐后血糖在 17.5mmol/L 左右波动（未服药），尿糖（＋＋＋）。西医诊断为"糖尿病"。舌红少津，苔少欠润，脉细弱。

辨证：气阴不足，胃脘络脉不和。

治法：益气养阴生津，和胃通络。

处方：生地黄 12g，天花粉 12g，天冬 10g，怀山药 15g，生黄芪 30g，炒白术 12g，太子参 12g，牡丹皮 12g，生山楂 30g，广郁金 10g，炒延胡索 10g，酒地龙 12g。7 剂，水煎服。

按语：糖尿病的病机以气阴亏虚为本，燥热为标，气滞瘀血为重要的病理产物。立法当养阴益气调补脾肾以治本；清热生津、活血化瘀以治标。本例患者病变日久，气阴不足，脾肾亏虚，气滞血瘀毕现，故方中以生地黄、天花粉、天冬、麦冬清热滋阴生津而止渴；山药养阴益肾、生津止渴；生黄芪、炒白术、太子参益气健脾而止消渴，且太子参补气而不燥。三组配伍，调补肝肾，气阴双补，相得益彰；牡丹皮清热凉血，活血化瘀；生山楂、广郁金、炒延胡索活血行气止痛；酒地龙清热通络。全方将清热生津化瘀寓于益气养阴扶正之中，同时佐以健脾和胃通络，避免了养阴生津药易碍脾胃之弊。

〔赖明生，刘涛．沈凤阁运用养阴法验案4则．辽宁中医杂志2007；34（5）：660－661〕

八、益气养阴、敛汗生津治消渴

王某，女，32岁。1978年6月25日初诊。

患者自诉从4月13日（即产后10余天）以来，善饥欲食，饥时胃部不适，阵发干呕，背部酸困不舒，身困无力，自汗出，口干咽燥，头晕耳鸣，心悸心烦，睡眠不安。尿糖检查（－），基础代谢率20%，吸碘率正常，血糖5.2mmol/L。舌质红，苔薄白，脉细缓无力。

辨证：气阴两伤，胃虚生热。

处方：党参15g，五味子9g，白芍15g，小麦30g，生牡蛎30g，云茯苓12g，竹茹6g，浙贝母12g，甘草6g。10剂，水煎服。

复诊：7月6日。服上药后，善饥减轻，每餐进食量减少，背部酸困消失，微有虚汗，食纳尚差，时有干呕。

处方：党参15g，麦冬12g，五味子9g，白芍15g，石斛15g，生牡蛎45g，云茯苓12g，竹茹9g，小麦30g，浙贝母12g，陈皮9g。6剂，水煎服。

三诊：7月15日。上方6剂，自汗已止，但胃部饥时稍感不适，时有轻度干咳，自觉身较前有力。舌质红，无苔，脉细缓有力。

处方：党参18g，麦冬12g，五味子6g，生牡蛎45g，云茯苓9g，竹茹6g，生白芍15g，浙贝母12g，紫菀9g，小麦30g，甘草6g。

服上药6剂，诸症悉除。

按语：此因产后伤血，营阴损耗，阴虚阳浮，胃阴不足，虚热内生所致。正如《医宗金鉴·妇科心法要诀》云："产后血去过多则阴虚，阴虚则阳盛。"产后，失血过多，气易伤，故见气阴两虚之证。治当气阴两补。生脉散乃补气阴之良方；加生牡蛎以固涩；浮小麦以止汗；白芍以滋阴清热和营；云茯苓、甘草，健脾安神；竹茹、浙贝母，清热化痰，降逆止呕。诸药共奏益气生津，养阴敛汗之功。二诊加陈皮以理气，末诊加紫菀以调肺止咳，既随症用药，又守法守方，故诸恙皆平。

〔刘俊红，刘霖．名老中医临证验案医话．北京：人民军医出版社，2011〕

九、滋阴清热、益气生津治消渴

杨某，男，50岁。1981年6月1日初诊。

多饮、多食、多尿、消瘦1个月。今年5月开始，口苦咽干，大量饮水，每日2～3暖瓶水，食欲增加，日食1kg，1个月体重下降11kg。经某医院诊断为"糖尿病"，服中药治疗无效，而来求诊。刻下症：烦渴多饮，多食善饥，尿频量多，口苦咽干，腰困无力，肌肉消瘦。检查：面色少华，舌质暗红，舌苔薄黄，脉弦细。查空腹血糖20.0mmol/L，尿糖（＋＋＋＋）。

辨证：肺肾阴亏，阴虚内热。

治法：滋阴清热，益气生津。沙参麦冬汤合白虎汤加减。

处方：辽沙参30g，麦冬18g，石斛30g，知母15g，天花粉30g，生石膏24g，葛根15g，蒸首乌20g，王不留行15g，生山药30g，黄精15g，枸杞子15g。

二诊：6月16日。上方服药6剂，多饮、多食、多尿减轻，查血糖15.5mmol/L，空腹尿糖（＋＋）。舌脉同上。

处方：党参30g，辽沙参24g，麦冬15g，石斛25g，生山药30g，蒸首乌20g，枸杞子15g，知母12g，生石膏20g，天花粉24g，泽泻12g，黄连6g，王不留行15g，黄精15g，菟丝子15g。

三诊：7月7日。上方服药20剂，面色红润，多饮、多食、多尿症状基本消失，体重恢复，但腰困无力，查空腹血糖6.27mmol/L，尿糖阴性，舌苔薄白稍黄，舌质稍暗红，脉弦。

处方：黄芪30g。党参20g，辽沙参24g，麦冬15g，石斛24g，枸杞子15g，山茱萸15g，黄精15g，生山药30g，天花粉22g，菟丝子15g，王不留行15g，蒸首乌20g，丹参20g，泽泻12g。嘱服20剂，以巩固疗效。

按语：本例属于中医学三消病。据脉症分析，其病机主要为肺、肾、胃之阴虚热盛。《医学心悟》说："三消之治，不必专执本经，而滋其化源，则病易痊矣。"本例在第一次治法上，依照肺为水之上源，首先以清肺热、滋肺阴、润肺燥为主，以滋化其源。兼清胃热者，使胃火不得伤肺；兼滋肾阴者，既可使相火不得攻胃，又可利于肾之封藏约束，使精微不随尿排出。故采用沙参麦冬汤合白虎汤化裁加减。方中重用辽沙参、麦冬、石斛、天花粉，以清肺润肺；知母、生石膏、葛根，以清阳明胃热；蒸首乌、枸杞子、黄精滋补肾阴；生山药直入肺、脾、肾、胃四经，不寒不燥，为三焦平补之药，陪黄精中补脾胃，以促使运化水谷精微；王不留行行血通经，有利于三焦之气化。故服药6剂，诸症大减。阴津亏损，亦必气虚，故在第二方加入了益肺脾之气的党参，补肾益精之菟丝子；生石膏久服易伤脾胃，故减量而加入了清胃热、厚肠胃之黄连；泽泻可清相火。继服20剂，三消症状已痊愈，故去生石膏、黄连，加黄芪、山茱萸、丹参，以增强补气养血固肾之力而巩固疗效。本例病发不久，又未服过西药，故疗效显著。

〔刘俊红，刘霖. 名老中医临证验案医话. 北京：人民军医出版社，2011〕

十、养阴清热治消渴

吴某，女，44岁。1989年5月10日初诊。

患者病起年余，口渴欲饮，饮不解渴，日饮量达3000mL以上；消谷善饥，日主食量近1kg；小溲频数量多，形体日渐消瘦。诊查：形体消瘦，舌苔黄燥，脉象弦数。空腹血糖为15.5mmol/L。

辨证：肺肾阴伤，胃火内炽。

治法：清胃润肺，养阴增液，参以验方降糖之品。

处方：石膏（先煎）30g，黄连3g，天花粉20g，芦根20g，生地黄15g，地骨皮15g，地锦草15g，苦参10g，泽泻15g，青黛（冲服）6g，僵蚕10g，知母10g，麦冬10g，玄参10g。

二诊：6月12日。进药30剂，诸症有减。日饮量降为1000mL，进主食量控制在300~350g，小便量亦明显减少。疲乏无力，舌苔花剥。血糖降为10.8mmol/L。转以养肺肾为主，原方去石膏、黄连，加玉竹10g，枸杞子10g，怀山药15g。

三诊：8月10日。上方再进50余剂，"三消"症状基本消失，尿糖转阴，空腹血糖控制在7.2mmol/L左右。原方再进，以资巩固。

一年后随访，患者停药已半年余，病情稳定，未见反复。

按语：本案为治疗消渴验案之一。《圣济总录·久渴》有记载："消渴之病，本于肾气不足，下焦虚热。"患者病已日久，久病及肾，则肾阴必损，肾阴不足则统摄不足，故溲多；肾阴累及脾胃，则脾胃运化不足，加之患者继而不加节制，食以大量厚味，加重脾胃负担，则症状继续加重，脾胃不能吸收水谷精微，则日渐消瘦；舌脉佐证。消渴病与西医学中的糖尿病相类似，多以阴虚为本，燥热为标，治疗以养阴增液、润燥清热为大法，如《医学心悟》云"治下消者，宜滋其肾，兼补其肺"。法当养阴增液以滋养肺肾为主，润燥清热注意在于润肺清胃。本案患者"三多一少"兼备，尿糖、血糖均高，对此"三消"，君药以麦冬、玄参、生地黄等滋阴增液，补肾养阴治其本，并加以泽泻、青黛之轻消其邪，臣药以石膏、黄连等清肺泻胃清热治其标。二诊时胃火减轻，诸症好转，去石膏、黄连等寒凉之品，加以山药、芦根、天花粉等以清补脾胃，使正气得护，气血有生化之源。三诊时患者诸症好转，肺脾肾三脏气血充实，则诸症自除。

〔高新彦．古今名医医案赏析·汪履秋．北京：人民军医出版社，2004〕

十一、养阴清热治消渴上消

谢某，女，52岁，工人。

口渴饮水，日夜喝水若干次，白天较多，每次约 150~200mL，饮不解渴，小便偏多，但不是饮一泻一，口苦而干，大便偏干，无消谷善饥、消瘦的表现。舌少苔质偏红，脉细弦偏软。

诊断：消渴（上消）。

治法：养阴清热。拟方百合知母汤。

处方：百合 30g，知母 10g，生地黄 20g，南、北沙参各 15g，麦冬 10g，石斛 15g，天花粉 15g，乌梅 15g，连翘 10g，竹叶 10g。每日 1 剂，嘱服 7 剂，并嘱其做血糖测定。

二诊：服上药 7 剂后，口渴明显减轻，饮水量减少，口苦减轻，自觉人很舒适，舌红减，大便更软，脉缓稍弦。血糖餐前7.5mmol/L，餐后 12.5mmol/L，确定为糖尿病。

处方：①守主方继续服用，每日 1 剂；②增服消渴丸日 3 次；③六味地黄丸日 3 次。暂不用其他降糖药，观察半个月。

三诊：前方服 15 剂后（消渴丸、六味地黄丸亦同时服半个月），口渴已基本缓解，饮水量与平时同等，口不苦，精神舒适，饮食控制半饱，不饥饿，亦无须加副食，小便清，大便正常，夜寐安静，脉缓稍弦，舌淡润。复查血糖餐前 6.4mmol/L，餐后10.6mmol/L。

处方：生地黄 20g，知母 10g，百合 30g，南、北沙参各 15g，麦冬 10g，石斛 15g。每日 1 剂，水煎分 2 次服，消渴丸、六味地黄丸继续按量服用，巩固治疗。

1 个月后，复查血糖已基本正常，餐前 6.1mmol/L，餐后10.3mmol/L，口渴已消失，食量均正常，脉缓，舌淡润。嘱其中药煎剂隔日服 1 剂，丸药每日照原量服，再巩固用药 3 个月。

按语：本案中患者诊断明确为糖尿病，相当于中医上所说的消渴，治法如朱丹溪指出的以养肺、降火、生血为主线贯穿始终。初诊时百合知母地黄汤，合两方为一方，用其治疗肺胃阴虚，着实是一个良方。百合清肺热，性味平淡；知母除虚热虚燥，滋而不腻；生地黄滋阴清热，味薄不滞。全方三味滋阴清热药，不偏不腻，不伤脾胃。臣以清热，加以天花粉、连翘之品，在养阴的基础上加以祛热；考虑到患者目前口渴症状明显，故再加以麦冬、沙参、竹叶等生津之品使津液得胜，肾阴得护。二诊时诸症遂减，患者素体阴虚，考虑其胃阴的养护，在原方的基础上加以消渴丸和六味地黄丸对其肾阴进行养护，使热从本而消。三诊，诸症基本康复，病情已控制，故需对其平素阴虚的症状进行调护，在继续口服六味地黄丸的基础上，再加以补肾阴的药物，生地黄、知母、沙参、麦冬以养阴生津，肾气盛则心肾交，诸火自愈。

〔陈瑞春．伤寒实践论．北京：人民卫生出版社，2003〕

十二、养阴益气、清热生津治瘿瘤

王某，女，46 岁。2009 年 6 月 8 日初诊。

患者甲亢病史 4 年，曾服用西药甲巯咪唑及中成药间断治疗。现患者症见乏力消瘦，气短懒言，纳呆，大便溏薄，日行 3 次，腰膝酸软，五心烦热，口干，口渴。舌淡红少苔，脉细。

辨证：气阴两虚。

治法：养阴益气之法。

处方：生黄芪 30g，党参 15g，白术 25g，山药 25g，麦冬 25g，五味子 20g，柴胡 20g，白芍 10g，牛膝 20g，桑寄生 20g，沙参 10g，石斛 15g，玉竹 15g，地骨皮 15g。7 剂。

二诊：患者腰膝酸软、五心烦热、纳呆、大便溏薄等症状大减，唯乏力、气短懒言仍甚。酌加益气药剂量（生黄芪 50g，党参 30g），7 剂。

三诊：患者气虚症状明显改善，前方继服 14 剂，上述诸症大减。

按语：本案诊为瘿瘤，中医辨证为气阴两虚证。《寿世保元》："夫瘿瘤者，多因气血所伤，而作斯疾也，大抵人之气血，循环无滞，瘿瘤之患。"患者发现甲亢后未予重视，失治误治，或自身禀赋不足，素体阴虚，阴虚内热，壮火食气，导致阴虚兼夹气虚证，最终可致气阴两虚。患者症见乏力消瘦，气短懒言，纳呆，大便溏薄，日行 3 次，腰膝酸软，五心烦热，口干，口渴，舌淡红少苔，脉细。四诊合参，证属气阴两虚，治以养阴益气、清热生津之法，方中麦冬、石斛、玉竹滋养阴液，五味子、沙参益气生津，牛膝、桑寄生滋养肝肾之阴，阴虚生内热，故加地骨皮以清虚热；兼夹气虚的症状用生黄芪、党参、白术、山药健脾补气；因病由肝郁所致，故加柴胡、白芍疏肝解郁。

〔黄梦哲．梁苹茂辨治甲状腺机能亢进症医案四则．四川中医 2010；28（12）：3〕

十三、滋阴平肝、化痰理气治女童性早熟

孙某，女，10 岁。1999 年 10 月 13 日初诊。

患儿 7 岁时发现双侧乳房较同龄儿明显增大，8 岁月经初潮，曾在某儿童医院检查 B 超示：乳房明显增大，子宫、卵巢容积明显增大。检查性激素水平升高，诊为"真性性早熟"。诊见：面色潮红，手心热，头晕，乏力，纳呆，双侧乳房胀痛，口干，睡眠易醒，梦多，大便不畅。舌质红，苔薄，脉细。

辨证：冲任失调，阴虚火旺，痰火凝结。

治法：滋阴平肝降火，化痰理气和胃。

处方：太子参、沙参、枸杞子、钩藤、炒酸枣仁、白芍各 15g，炒谷芽、炒麦芽、生地黄、绿萼梅、浙贝母、麦冬、丝瓜络各 10g，生甘草 3g，佛手、天麻（先煎）各 6g，炒黄连 2g，炒僵蚕 8g，石斛 12g。每日 1 剂，水煎服。

二诊：服 14 剂，口干减，睡眠改善，胃纳渐增，守方去甘草，易炙甘草 3g，枸杞子 20g，炒僵蚕 10g，加牡蛎 12g，炙鳖

甲、炙龟甲各 15g。

续服 40 剂，诸症均明显改善，复查 B 超示：乳房、子宫、卵巢明显缩小。复查血清性激素各项指标均下降，月经 1 月未至。续服 3 月，诸症消失，复查 B 超、性激素水平均恢复正常。随访 3 年未复发。

按语：儿童性早熟当责冲、任，但其源在肝、肾。冲为血海，任主胞胎，冲任二脉皆属肾；肾为先天之本，寓元阴元阳。若肾阴亏，精血不足，阴不制阳，相火妄动，则冲任失调，天癸早至而为病。又冲任与肝肾经脉相错，肾主闭藏，肝肾同源，相互协调；小儿乃纯阳之体，肝常有余，肾常不足，且女子以肝为先天，肝经循阴部、抵少腹、布两胁。故肾阴不足，水不涵木，则肝失疏泄，郁而化火，肝火旺盛，灼津为液，炼液为痰，结于乳则乳核增大、胀痛；阴血不足，引动相火，血海浮动，则经血早至；流注于下，则可见私稠白带。肾阴阳失衡为病之本，肝火偏旺、痰热凝聚、血海浮动为病之标。杨氏（杨少山）采用滋肾阴、平肝阳，标本同治，配合清肝热、化痰核、散郁结法，疾病乃除。

〔李航，杨少山. 杨少山应用养阴法治疗疑难杂症验案 4 则.新中医 2007；39（1）：62 - 64〕

第六节　在泌尿系统疾病中的应用

一、益气养阴、清热利湿治发斑

侯某，女，8 岁。2008 年 2 月 21 日初诊。

四肢出血性皮疹、双下肢轻度浮肿、尿如茶色反复发作 20 余天。四肢散在红色皮疹，压之不褪色，少量皮疹已经脱屑，尿色深黄，双下肢轻度浮肿，口干、咽痒，手足心微热，大便正常，饮食可。脉细微滑，苔薄白，舌体淡胖。尿常规检查显示：尿蛋白（＋），潜血（＋＋＋）。曾在山西省儿童医院治疗。出院后服用盐酸西替利嗪、酮替芬、心硝苯地平（具体用量不详）等。至今对方便面、可乐、鸡、鱼、牛奶等过敏。

西医诊断：过敏性紫癜性肾炎。

中医诊断：肌衄、尿血。

辨证：气阴两虚，湿热内蕴，迫血妄行。

治法：益气养阴，清热利湿。

处方：生黄芪 18g，益母草 10g，地龙 6g，车前子 6g，金银花 30g，连翘 15g，蒲公英 30g，白花蛇舌草 30g，茯苓 10g，生薏苡仁 15g，甘草 6g，丹参 10g。10 剂，每日 1 剂，水煎服，早晚 2 次分服。嘱忌方便面、可乐、鸡、鱼、牛奶等。

二诊：3 月 2 日。服药后皮疹消退，水肿消失，大便正常，尿色微黄。复查尿常规显示尿蛋白（-），尿潜血（±）。

处方：生地黄 18g，山萸肉 10g，赤白芍各 6g，茯苓 6g，泽泻 6g，牡丹皮 10g，三七 3g，仙鹤草 6g，金银花 30g。7 剂，每日 1 剂，水煎服，早晚 2 次分服。

三诊：3 月 10 日。无明显症状，食欲好，大便正常，尿色略黄。查尿常规显示尿蛋白（-），潜血（+）。

处方：熟地黄 10g，怀山药 10g，山萸肉 10g，地龙 6g，牡丹皮 12g，茯苓 6g，泽泻 6g，金银花 30g，益母草 15g，三七 3g，仙鹤草 10g。10 剂，每日 1 剂，水煎服，早晚 2 次分服。

四诊：3 月 21 日。查尿常规显示尿蛋白（-）、潜血（-），继续服用上方 10 剂巩固治疗。

随访半年，感冒时偶有潜血，但很快又缓解。

按语：过敏性紫癜性肾炎是一组变态反应所致的以广泛性毛细血管出血为主要病理基础的临床综合征，是一种免疫复合性肾炎。该病属于中医学中的"葡萄疫""肌衄""发斑""尿血""水肿""虚劳"等范畴。其病因多与风、湿、热、毒邪有关。患者素有血热内蕴，外感风邪或食入有动风之品，风热相搏或热毒炽盛，灼伤血络，以致迫血妄行，外溢肌肤，内迫胃肠，甚则及肾，故有下肢皮肤紫癜、腹痛频作，甚则便血、尿血。本病初期以实即风邪热邪为主，后期以虚即气阴两虚、肾阴亏虚、脾肾两虚为主，往往虚实互见、错综复杂。根据本病的病因病机和发病特点，治疗上早期一般以凉血清热、疏风清热、健脾益气、养血止血为主要治则，但过敏性紫癜性肾炎病程一般较长，可内攻脏腑、耗伤营血累及于肾，多有气阴两虚之证候，因正气不足则血失所帅，阴虚则血热，血热妄行，外溢脉外，瘀滞于皮肤之内故出现紫癜。故本案首诊以清热利湿祛邪为主，而二诊、三诊均以滋阴补肾、凉血活血为主，疗效确切。可见，临床在治疗疾病的过程中，抓住"证"的变化非常重要，不要拘泥于一法而治，分清邪正虚实，辨证论治，往往效如桴鼓。

〔闫京宁. 赵尚华教授运用益气养阴法治疗过敏性紫癜性肾炎经验举隅. 山西中医学院学报2009；10（6）：51－52〕

二、滋阴温阳、利水消肿治水肿

胡某，40岁，男性，出租车司机。

全身浮肿，腰以下尤甚，自觉心慌，胸闷，偶有喘息，渴不欲饮水，畏寒，稀便，尿少，纳呆，脘腹胀满。舌淡胖，色暗，边有齿痕，苔润，左脉沉微，右脉模糊。

诊断：阳虚水泛之水肿。

处方：制黑附片20g，茯苓30g，生白术20g，白芍10g，泽泻15g，党参15g，砂仁10g，生姜20g。

二诊：患者身肿已退大半，足跗仍肿，心慌减轻，夜寐欠佳，自述稍许烦躁，舌淡，苔略黄，脉沉。前方改白芍量30g，余仍用前法。

三诊：患者身肿全消，偶有足踝部浮肿，余症皆除。舌淡胖，苔白，脉沉。金匮肾气丸久服以善其后。

电话随访，未见复发。

按语：患者全身浮肿，腰以下尤甚，且无外感之症，可知所患疾病为水肿之阴水证。真阳衰微，肾失主水之能，阳虚水泛，阻滞三焦，水道不通，上凌于心，心主被扰，摇摇而不能自已，土喜暖燥而恶寒湿，元阳无根，水寒而土崩，运化失能故见脘腹胀满而纳呆，参见舌脉又皆是一派阳虚水寒之象。故以制黑附片温暖下元，峻补命门真火，"益火之源，以消阴翳"，历代诸家皆谓其为扶阳第一品药，无以易此，黄元御更谓其能"补垂绝之火种，续将断之阳根"。方中重用苓泽，利水而燥土；白术为补土之正药（张锡纯语），唯其性壅而守中，与脘腹胀满多有不宜，佐以砂仁和中妙品，畅中焦而助元阳下潜（郑寿全语），一物二用，性平而效宏；党参补益中气，轴运而轮转；生姜温肺胃而行水，水道通调，水肿自消。二诊其为阴水之证，故效仲景真武汤之法以治之，疗效颇著，唯其又添燥扰，寻思再三，拟将白芍之量增至30g，方书皆谓芍药滋阴而利小便，自觉着落不清，临床不敢放胆用之，后见张先生（张锡纯）之《医学衷中参西录》谓芍药"与附子同用，则翕收元阳下归宅窟，惟力近和缓，必重用之始能建功"，以及"临床用药，有故无殒亦无殒"之语，方敢用之。附子虽可峻补坎中之阳，但量小又易浮于上焦，徒增烦扰，白芍敛降相火，可助龙雷之火下潜坎水之中，相火归根，坎离复位，肾有所主，小便一通，水肿自消，烦扰亦除。总之，临床用药，重在识症，经方示之以法，且不可照搬，师其意而不泥其方，随症加减。本证一派阳虚之象，扶阳亦是正道，唯有辨证准确，认定着落，便有的放矢，滋阴非但无伐阳之嫌，反增扶阳之效，"滋阴利小便"之意深矣。

〔杨关林教授临床经验〕

三、养阴利湿清热治肾病综合征

姜某，男，47岁。1990年11月20日初诊。

患肾病综合征1年余，曾服泼尼松治疗，尿蛋白转阴，但泼尼松减量过程中病情加重，尿蛋白（＋＋＋～＋＋＋＋）持续半年余不消失。现症腰酸腰痛，气短乏力，手足心热，口干咽干，尿黄赤，眼睑轻度浮肿，脉滑，舌苔白。血浆总蛋白39g/L，白蛋白22g/L，球蛋白17g/L，血胆固醇10.1mmol/L。肾功能正常，血压正常。

诊断：虚劳。

辨证：气阴虚兼湿热下注。

治法：益气养阴兼清利湿热。

处方：黄芪30g，党参20g，石莲子15g，地骨皮15g，菟丝子20g，柴胡15g，黄芩15g，茯苓15g，麦冬15g，车前子（包煎）15g，白花蛇舌草50g，益母草30g，土茯苓20g，甘草10g。水煎服。

连续4次复诊，共服前方30余剂，诸症明显好转，体力增强，尿蛋白（＋）。1991年1月21日复诊，连服前方20余剂，除偶觉腰酸外，诸症消失，尿蛋白持续2次为阴性，血浆总蛋白68g/L，球蛋白30g/L，血胆固醇4.4mmol/L，后症状完全缓解，随访1年未复发。

按语：患者症状与中医上所讲的虚劳症状有些许相似，慢性疾病经久不愈，脏腑受损，正气难复，伤及气血，失于调理，耗伤正气，因虚致损，而发为虚劳，如《内经》所述"精气夺则虚"。患者肾病日久，肾阴肾阳必为其损耗多半，加之外邪侵袭，故此邪病直中脏腑。患者肾阴已夺，故见腰酸腰痛，口干咽干，肾阳已虚，可见气短乏力，手足心热。可见肾阳阴俱损之象已明确，故遣方用药须考虑调补肾阴肾阳，予以阳中求阴之法。但询问患者可知，患者平素膏粱厚味不加节制，加之其为肾阴阳俱损之体，其病证必累及脾胃，故须再加以补脾胃之品，使诸药有所运化。方中党参、黄芪、甘草补气健脾，助气化以治气虚不摄之蛋白尿，但气虚夹热故用地骨皮退肝肾之虚热，黄芩、麦冬、石莲子养阴清心肺之热，茯苓、车前子利湿，益母草活血利湿，白花蛇舌草清热解毒，合之具有益气固摄、养阴清热利湿解毒之功，有补中寓清之妙。

〔张琪. 跟名师学临床系列丛书·张琪. 北京：中国医药科技出版社，2010〕

四、养阴滋肾、平肝固涩治尿崩症

患者，女，55 岁。2003 年 3 月 16 日初诊。

反复尿频、尿痛 10 年，尿量增多 2 年。患者 10 年前被诊断为"尿路感染"，先后予多种抗生素治疗后，病情反复发作。于 5 年前在某医院行排泄性尿路造影（IVP）确诊为"慢性肾盂肾炎"。就诊时诉头晕四肢乏力，夜寐欠安，腰酸、尿频、尿量增多，大便不畅。苔薄质红，脉细弦。

辨证：肝肾阴虚，封藏失职。

治法：养阴滋肾平肝。

处方：明天麻 6g，枸杞子 30g，钩藤 15g，杭白芍 15g，炙龟甲 15g，生、熟地黄各 15g，北沙参 30g，麦冬 10g，桑螵蛸 10g，龙骨 15g，菟丝子 15g，怀山药 30g，煅牡蛎 30g，金樱子 15g，佛手片 6g。

连服 20 日后，诉尿量较前稍减少，睡眠仍欠佳，予前方加五味子 6g。续服 2 个月后复诊，尿量减少至每日约 2000mL，且头晕、腰酸减轻，精神好转。于 2003 年 8 月起予"左归丸"续服，随访至今，尿量、尿比重均正常。

按语：本案诊为消渴病，中医辨证为肝肾阴虚证。肾性尿崩症是一种由各种原因（包括遗传性疾病和如梗阻性肾病、慢性肾盂肾炎等继发性疾病）所致的肾小管对水的重吸收功能障碍的疾病，临床表现为多尿、烦渴、持续性低比重尿。中医根据症状将尿崩症归于消渴病中的上消和下消范畴，其主要病机为阴虚为本，燥热为标，两者互为因果，燥热愈甚则阴愈虚，阴愈虚则燥热愈甚。正如《临证指南医案·三消》指出："三消一证，虽有上中下之分，其实不越阴亏阳亢，津涸热淫而已。"《素问·阴阳别论》说："二阳结谓之消。"《素问·气厥论》说："肺消者，饮一溲二。"中医认为五志过极，肝气不舒，郁而化火；或湿热内侵，热炽于内，热伤胃阴、肾阴而致消渴。本案患者肾阴不足，阴虚火旺，热伤肾阴，则津液外流，致使多溲；同时因肾阴不足，不能上通于心，遂呈寐差、健忘、腰酸等心肾两虚之象。治疗上针对病机，采用养阴滋肾、平肝固涩之法，应用明天麻、枸杞子、钩藤、杭白芍、炙龟甲、生熟地黄、北沙参、麦冬、桑螵蛸、龙骨、菟丝子、怀山药、煅牡蛎、金樱子、佛手片，在治疗反复尿频、尿痛、尿量增多的同时，减轻心肾两虚之象，体现了中医辨证论治的优势。

〔李航. 杨少山运用养阴法治疗举隅. 浙江中医学院学报 2005；29（3）：47－48〕

五、补肾阴降火益气治 IgA 肾病

范某，男，35 岁。2003 年 8 月 10 日初诊。

患者镜下血尿 1 年余，治疗无效，经当地某医院肾穿刺病理检查诊断为"IgA 肾病"（局灶性节段性增生性）。镜下红细胞（20~50）个/HP，尿蛋白（＋~＋＋），咽痛，全身乏力，手足心热，头昏，脱发，下肢无力，舌红无苔，脉细稍数，血压 130/80mmHg。

辨证：此属肾阴虚兼气虚。阴虚则相火妄动迫血下溢，气虚失统则精微不固。

治法：补肾阴降火兼益气固摄。

处方：熟地黄 25g，山茱萸 20g，山药 20g，茯苓 15g，牡丹皮 15g，泽泻 15g，知母 15g，黄柏 15g，龟甲 20g，女贞子 20g，旱莲草 20g，侧柏叶 20g，血余炭 15g，黄芪 30g，党参 20g。

服 14 剂尿蛋白即转阴，尿检红细胞在（10~40）个/HP。期间有时出现咽部红肿痛。加重楼、金荞麦、山豆根、玄参、生地黄、麦冬等。经治 3 个月，服药 70 余剂。最后 1 个月经 4 次检查，尿中红细胞（2~5）个/HP，腰痛、下肢无力等症均消失，自觉全身有力，精力充沛，嘱停药观察。2004 年 3 月复诊，经数次检查尿常规均正常，未做病理复检。

按语：IgA 肾病血尿、蛋白尿病程日久，患者腰酸腿软，手足心热，体倦乏力，气短心悸，头晕耳鸣，咽干口燥，舌红少苔或无苔，脉沉数，属肾阴亏耗相火妄动，血不安谧而下溢，同时

又兼气虚失于固摄，精微下注。方用加味地黄汤，补肾阴、降火益气。知柏地黄汤为治肾阴亏耗、相火妄动、血不安谧尿血之有效方剂，加龟甲、女贞子、旱莲草、地骨皮滋肾阴降火，相辅相成；同时又用黄芪、党参以益气固摄。张氏（张琪）经验，凡辨证属于脾肺气虚者，重用黄芪以治血尿、蛋白尿皆有良效。

〔王宇光，张琪. 张琪治疗 IgA 肾病血尿经验. 中医杂志 2011；52（1）：14-16〕

第七节　在运动系统疾病中的应用

一、滋养肝肾、活血通络治大偻

王某，男，54 岁，职员。1998 年 4 月 19 日初诊。

腰痛 2 年余。无明显诱因，不能久坐，平卧翻身困难，尤其晨僵较明显。诊查：脊柱腰段生理弯曲减小，腰活动轻度受限，腰肌略紧张，腰椎 1~5 棘间及棘旁均有压痛，直腿抬高试验阴性。X 线片显示：腰椎 1~5 椎体后缘均显唇样增生改变，腰椎 5 骶化。脉象虚弦，舌苔薄白。

诊断：增生性（退行性）脊柱炎、腰椎 5 骶化。

辨证：此系肝肾两虚、筋骨失养而退变，又兼经络（督脉与足太阳膀胱经）不畅，故腰痛不已。

治法：补肝肾、强筋骨、活血通络。

处方：熟地黄 30g，淫羊藿 20g，肉苁蓉 20g，骨碎补 20g，鸡血藤 20g，鹿衔草 20g，莱菔子 10g。制成浓缩丸，每次服 5g，每天 2~3 次，服 2 周。

二诊：5 月 5 日。服药 2 周，腰痛减轻，晨僵缓解，按原方再服 2 周。

三诊：5 月 22 日。患者自述腰已不痛，有时酸楚，晨僵显著好转。嘱继服药 4 周。诸症悉退。

按语：刘氏（刘伯龄）认为，骨本身的退行性改变可能以

"肾气虚"的内在因素为根本，以肝肾阴虚为主要病机，以日常的小外伤积累为诱因，筋骨失养而退变，又兼经络（督脉与足太阳膀胱经）不畅，气滞血瘀，故腰痛不已。故运用"肾主骨""肾之合骨也""肾生骨髓"和"治肾亦即治骨"的理论为指导。治疗本病应当以使肾气充盈，骨得到坚实、健壮和旺盛的活力为原则，补肝肾、强筋骨、活血通络。在不断的实践中，刘氏筛选出以入肾充髓治骨为主的数种中药，制成"骨质增生丸"。《柳选四家医案》云："阴不足者，阳必上亢而内燔，欲阳之降，必滋其阴，徒恃清凉无益也。"方中以熟地黄为主药，补肾中之阴（填充物质基础），淫羊藿兴肾中之阳（生化功能动力），合肉苁蓉入肾充髓，骨碎补、鹿衔草补骨镇痛，再加入鸡血藤配合骨碎补等诸药，在补肝肾填精髓的基础上，进一步通畅经络，行气活血，不仅能增强健骨舒筋的作用，而且可收到"通则不痛"的功效，更佐以莱菔子之健胃消食理气，以防补而滋腻之弊。刘氏应用此方治疗增生性（退行性）脊柱炎，疗效最佳，这可能与"腰为肾之府"有关。

〔李成刚，尹红兵，朱琦．刘柏龄医案选粹．中医正骨2007；9（9）：86-87〕

二、滋阴清热、活血通络治历节风

陈某，女，25岁。1971年2月5日初诊。

全身关节肿痛已3年，近1年竟卧床不起，生活不能自理。先后到县、地及郑州等处治疗，确诊为"类风湿关节炎"。曾用抗风湿类、激素类等药，不见好转。检查：形体羸瘦，诸节肿大，尤以两膝踝关节肿甚，不可屈伸，触之灼热，疼痛剧烈，呻吟不止。面色苍白，神疲纳少。午后低热，体温在37.5℃～38.5℃。心烦少寐，大便干结，小便赤热。闭经1年。舌质红、少津，光净无苔，脉弦细数。

论析：此乃初因伤于寒湿邪，后迁延失治，致邪郁化热，湿热阻遏，留滞关节，筋脉失养，故诸关节肿大而肢体废用。且由湿热久稽伤阴耗气，故发为斯证。

治法：滋阴清热，活血通络，佐以除湿。

处方：玉竹30g，薏苡仁30g，金银花30g，当归尾15g，地龙12g，防己15g，皂角刺12g，土茯苓30g，炒乳香、炒没药各9g，连翘15g，炮穿山甲5g，十大功劳叶10g。

二诊：服6剂症稍减，体温38℃，脉细数，口干渴。依上方加生石膏30g，地骨皮10g。

三诊：又服6剂，舌已有苔，热退纳增，关节痛减，已可屈伸，二便正常。继服前方。

四诊：服12剂关节肿痛尽除，已可下床活动，生活可以自理，胃纳甚佳，精神好转，形体渐丰。继服补气健脾、养血补肾之药10余剂，病获痊愈。

按语：《金匮要略》云："病历节不可屈伸，疼痛。"《圣济总录》卷十："历节风者，由血气衰弱，为风寒所侵，血气凝涩，不得流通关节，诸筋无以滋养，真邪相搏，所历之节，悉皆疼痛，故为历节风也。痛甚则使人短气汗出，肢节不可屈伸。"本例关节肿痛，卧床不能活动，即历节病也。后世医家多把历节归属于痛痹或风痹，而论治多着眼于风寒湿之邪。患者患病3年，风湿留滞，诸节肿痛，邪郁化热，阴灼气耗，属虚实夹杂之证。故选用十大功劳叶、玉竹益阴养血以扶正；金银花、连翘清热；防己、土茯苓、薏苡仁祛湿；当归尾、地龙、炮穿山甲、皂角刺、乳香、没药化瘀通络以止痛。由于药证合拍，故投之即效。后守方续进20余剂，顽疾见瘳，最后以补益之剂而获全功。

〔刘俊红，刘霖．名老中医临证验案医话．北京：人民军医出版社，2011〕

三、养阴利咽、益气和营治颈椎病

黄某，男，47岁。1999年4月19日初诊。

以颈项、咽喉部疼痛2周为主诉入院。患者2周来，突发咽喉疼痛，颈项牵掣疼痛，涉及左肘酸楚，转颈困难，遇寒痛甚，得热则痛减,二便尚可,夜寐欠安,胃纳尚好。自觉因低头操作电脑过久所导致。检查:颈部肌肉紧张度略高,颈椎旁压痛(+),并较广泛,颈椎 2~3 横突压痛(++),弹指征阴性,咽喉肿胀充血(+++)。X 线摄片示:颈椎生理弧度变直,颈椎 2~7 骨质增生,颈椎 3~4、颈椎 4~5、颈椎 5~6、颈椎 6~7 椎间隙均有不同程度狭窄。

诊断:颈椎病。

辨证:气阴两虚。

治法:养阴利咽,益气和营。益气和营清咽汤加减。

处方:生黄芪 15g,川桂枝 9g,赤芍、白芍各 15g,大川芎 12g,全当归 9g,生、熟地黄各 12g,板蓝根 18g,大玄参 12g,葛根粉 15g,汉防己 15g,制南星 9g,鲜生姜 4 片,大枣 10 枚,生甘草 5g,砂仁(后下)3g。14 剂。

另服麝香保心丸,每次 2 粒,每天 3 次。

二诊:5 月 3 日。颈项、咽喉疼痛明显减轻,左肘牵掣酸楚已消,夜寐亦宁。检查:颈部肌肉紧张度正常。

按语:本案为颈椎病。《灵枢·经脉》云:"小肠手太阳之脉……颈、颔、肩、臑、肘、臂外后廉痛。"中医辨证:气阴两虚证。该患者低头工作过久,过劳而导致颈痛、咽痛较为明显,属长期劳倦损伤阴血气营,因此选取益气和营、养阴清咽的汤剂加减而治之。方中以生黄芪、川桂枝、白芍、生姜与大枣益气和营解肌;赤芍、川芎、当归与熟地黄活血化瘀;板蓝根、大玄参、生熟地黄、赤芍与葛根清热凉血,养阴利咽;南星、砂仁化湿祛瘀止痛,并配以麝香通督消炎,抑制椎间盘退变而产生的炎症介质,促进炎症消退。共奏和营益气、清热养阴利咽、化痰逐瘀之功。本方体现了"攻补兼施"的治则。黄芪寓意加强补气,增加机体免疫功能;根据临床实际情况,可减轻清热利咽的板蓝根、大玄参等的剂量;如果痰湿已化,可减去南星、砂仁等药;亦可加重葛根、防己用量,以增加解肌解痉、镇痛之功,并加入鸡血藤、威灵仙、老鹳草取活血通络、补益肝肾之功,也是防止颈椎退变的有效用法。如果炎症控制，急性期已过，嘱患者不需服用麝香保心丸。颈椎病是一个复杂的颈椎退行性疾病，易于反复，平素应注意气血调养，加之患者年龄已趋半百，调养肝肾之阴、气血应予缓缓而图，故可长期服用补中益气丸和六味地黄丸以补气阴。

〔施杞．施杞谈颈椎病．上海：上海科技教育出版社，2000〕

四、养阴通络、平肝潜阳治颈椎病

苏某，女，58 岁。1998 年 8 月 27 日初诊。

颈项板滞，头痛眩晕，血压偏高 3 年，近来加重。3 年前，患者开始感觉颈项板滞，酸楚疼痛，以后逐渐出现头痛眩晕，遇心情不畅或其他精神刺激，血压即会升高。近来血压波动明显，失寐心悸，口干耳鸣，发作时会有阵发性斜颈出现。检查：颈椎活动受限（+），颈椎压痛（+），弹指征（-）。舌苔薄质红，脉弦。X 线摄片示：颈椎骨质增生，颈椎 5~6、颈椎 6~7 椎间隙狭窄。

诊断：颈椎病。

辨证：阴津不足，肝阳偏亢。

治法：养阴通络，平肝潜阳。天麻钩藤饮加减。

处方：明天麻 12g，嫩钩藤 12g，石决明 30g，全当归 9g，黄芩 9g，川牛膝 12g，厚杜仲 12g，益母草 12g，桑寄生 12g，首乌藤 30g，茯苓 12g，生龙骨 30g，生牡蛎 30g。14 剂。

二诊：9 月 10 日。诸恙已趋缓解。

按语：本案为交感神经型颈椎病，中医辨证为阴津不足、肝阳偏亢证。中医学关于颈椎病的论述，散见于"痹证""痿证""头痛""眩晕""项强""项筋急"和"项肩痛"中。《素问·逆调论》云："骨痹，是人当挛节也……人之肉苛者，虽近衣絮，犹尚苛也，是谓何疾……荣气虚，卫气实也，荣气虚则不仁，卫气虚则不用，荣卫俱虚则不仁且不用，肉如故也，人身与志不相有，曰死。"汉·张仲景《伤寒论》云："项背强几几……桂枝加葛根汤主之。"明·张璐在《张氏医通》云："肾气不循故道，气逆夹脊而上，致肩背痛……或观书对弈久坐致脊背痛。"颈椎病的形成是由于肝肾亏虚，筋骨衰退，加之慢性积累性劳损，以致腠理空疏、气血衰少、筋骨失于濡养，风寒湿邪侵入，痹阻经络，气滞血瘀所致。施氏（施杞）认为本型颈椎病阴津不足、肝阳偏亢证的病例在临床最为多见。血压波动、升高为此类颈椎病具有的特征性症状，须同原发性高血压和其他因素形成的血压升高相鉴别。二诊时，由于血压仍较高，故加入羚羊角粉加重平肝潜阳、降血压的功能。

〔施杞．施杞谈颈椎病．上海：上海科技教育出版社，2000〕

五、滋补肝肾、活血止痛治腰椎病

高某，男，57 岁。1999 年 12 月 24 日初诊。

患者右侧腰腿痛 5 个月余。在外地医院曾诊断为"腰椎间盘突出症、腰椎滑脱症"，行针灸骨盆牵引、局部封闭及腰部旋转手法治疗，症状加重，不能多立，行走时右腰腿酸痛、麻木。曾有高处坠落腰部受伤史。检查：腰椎明显侧弯，前屈受限仅为 30 度，后伸明显限制，约为 5 度，伴下肢麻木加重，左右侧屈约 10 度。直腿抬高试验：左侧 70 度，右侧 30 度，右侧阳性。腰椎 3 ~骶椎 1 右侧广泛压痛。X 线摄片示：腰椎 5 向前滑脱约为 1 度，伴双侧椎弓根崩裂。腰椎磁共振检查示：腰椎 5、骶椎 1 椎间盘后突，硬膜囊受压。患者主诉时有耳鸣，近期记忆力减退。舌质偏红。

诊断：腰椎 5 滑脱，腰椎 5、骶椎 1 椎间盘突出症。

辨证：肝肾偏虚，血瘀阻滞，经络不畅。

治法：滋补肝肾、活血止痛。六味地黄汤加味。

处方：生地黄 12g，粉丹皮 4.5g，杭白芍 12g，山萸肉 9g，云茯苓 9g，炙土鳖虫 6g，怀山药 9g，续断炭 9g，延胡索 9g，建泽泻 6g，炒杜仲 9g，川牛膝 9g，落得打（积雪草）9g，首乌藤 12g，生甘草 3g。

同时，外用蒸敷方腰部热敷，每日 2 次，每次 30 ~40 分钟；

配合督脉经手法（提拉法除外）加重活血通络，隔日进行治疗。

二诊：2000 年 1 月 6 日。患者腰痛减轻，活动改善。

按语：本例患者为外伤引起的腰椎与椎弓峡部骨裂，第 5 腰椎 1 度滑脱，伴腰椎间盘突出，辨证为肝肾偏虚，血瘀阻滞，经络不畅。外伤是腰椎病的重要外因，因为腰部在人的身体中段，是担任重力的主要部位，因此也是最容易受伤的部位。如突然负重，可导致髓核膨出。《素问·脉要精微论》曰："腰者，肾之府。转摇不能，肾将惫矣。"肾主骨生髓，肝主筋，肝肾同源，故腰椎和肝肾的关系最为密切。肝肾亏虚，筋骨失荣，易导致腰椎退化、变性而产生椎间盘脱出。《灵枢·五癃津液别》曰："虚，故腰背痛而胫痠。"本例经李氏（李国衡）治疗，腰椎间盘压迫症状迅速缓解，而滑脱治疗则需较长时间。在内外用药基础上，本病配合手法导引及腰围固定，可防止滑脱进一步加重，缓解症状。

〔李国衡．李国衡谈腰椎病．上海：上海科技教育出版社，2000〕

六、补精填髓、养血止痛治腰椎肥大症

谢某，男，32 岁，炊事员。1983 年 1 月 12 日来诊。

患者腰脊疼痛已有 1 年余，时轻时重，痛时还能坚持工作，未经治疗。昨日劈柴用力过猛，突然腰痛如折，不能站立，即请理发师推拿腰部，而疼痛有增无减，坐后不能站，卧后不能坐，翻身困难，诸人用板车送到医院。查体：脊柱生理曲度存在，弯向左侧，腰肌紧张，腰椎 3、4 双侧均有压痛，左侧直腿抬高 35 度，加强试验呈阳性，腰部转侧仰俯不能，左髋部及下肢外侧疼痛，活动受限。脉缓弦、尺部重按无力，舌质淡、边有瘀点，苔薄白。X 线摄片示：腰椎 3、4 椎体前上下缘骨唇样增生，呈肥大性改变。

诊断：腰椎肥大症。

辨证：肾精亏虚证。

治法：补精填髓、养血止痛。

处方：熟地黄 15g，白术 10g，龟甲 30g，大枣 10 枚。

连续治疗半个月，疼痛渐止，休息半个月上班。近访，其腰痛未发，且坚持工作。

按语：本案为腰椎肥大症，辨证为肾精亏虚证。患者因炊事工作，起早睡晚，劳累过度，正气受损，加之劈柴用力闪腰，筋脉损伤而致腰痛。根据肾藏精、精生髓、髓充骨的道理，治以补精填髓、养血止痛，选用熟地黄、龟甲、白术、大枣四味为主方。《症因脉治》曰："真水不足，复损阴精，则肾虚火旺而腰痛。"方中熟地黄养血滋阴，补精益髓为君，配补气健脾、益气生血的白术为臣，二药相伍，在于动静结合，起到滋而不腻，补而不滞之效，使脾肾相互资生，骨骼得到精血的滋养；佐以龟甲滋阴填精、补肾强督，其功效非草木所能比拟，"是肾经要药也"；大枣既有健脾和胃、补养强壮之功，又有调和诸药之用。本方药仅四味，力专效宏，共奏强腰肾之功效。本汤药之味厚，以补见长，可久服无损。它既可去痛，又巩固疗效，对腰痛复发者，再次应用仍可获效。若有腰椎间盘脱出者，配合手法复位，还需平睡硬板床休息半个月左右，疗效更佳。另外，阴虚重者加枸杞子 10g；臀部及下肢甚者加木瓜 10g，怀牛膝 10g；外伤血瘀者加广三七 6g；寒邪诱发者加独活 6g，服药后胃脘胀满者，用砂仁 4g 拌熟地黄 10g。

〔费兰波，李家庚．现代名中医骨科绝技．北京：科学技术文献出版社，2005〕

七、补益肝肾、生髓健骨治腰椎骨质增生症

崔某，男，55 岁，汽车驾驶员。1991 年 5 月 2 日初诊。

患者腰痛已 3 年多，驾驶汽车时间过长或久坐、仰卧、翻身时出现腰痛，尤其是晨起时腰部酸痛较甚，腰部发板，但经过活动之后，酸痛可以缓解，搬运重物时腰痛明显加重。检查：脊柱生理弯曲存在，腰前屈为 30 度，后伸为 5 度，左右旋转为 5 度，

左右侧屈 10 度，腰椎 2～5 棘突有轻度压痛，直腿抬高试验及"4"字试验均为阴性。X 线正位片显示（1991 年 5 月 2 日）：腰椎 5 椎体前缘唇样改变，侧位可见腰椎 2、3 间隙已形成骨桥。

诊断：腰椎骨质增生症。

辨证：肝肾亏虚，精血不足。

治法：补益肝肾，生髓健骨。

处方：熟地黄 300g，鹿衔草 200g，肉苁蓉 200g，鸡血藤 200g，淫羊藿 200g，莱菔子 100g，骨碎补 200g。上药共研为细面，炼蜜为 120 丸，1 次 1 丸，每日 3 次，白开水送下。嘱服 1 个月。

6 月 3 日复查时自述，服药半月时，腰痛即明显好转，有松快感。

按语：本案为腰椎骨质增生症。辨证为肝肾亏虚，精血不足证。"肾主骨"，"肾之合骨也"，"肾生骨髓"，"治肾亦即治骨"。《医学心悟·腰痛》曰："大抵腰痛，悉属肾虚。"腰椎骨质增生与肝肾不足关系极为密切，肾精亏虚则不能生髓充骨而骨痿；肝血不足，则不能濡养筋骨；肝肾亏虚，精血不足，为本病的根本原因。如果长期过度负重用力，或跌扑、扭闪，皆可使气血运行不畅，致气滞血瘀、经脉受阻、筋骨失养，而发生腰椎骨质增生，腰背部关节痛。肝肾亏虚型腰椎骨质增生症以腰酸痛，绵绵不休，下肢酸软无力，不耐久行久立，劳则加重，夜卧痛减，喜按喜揉等为主症。阴虚重者，心烦失眠、口干咽燥、手足心热、舌质红、脉细数等症较为明显。方中以熟地黄为主药，取之补肾中之阴；淫羊藿补肾中之阳，合肉苁蓉入肾充髓为臣药；骨碎补、鸡血藤、鹿衔草在方中有镇痛作用为佐药；莱菔子消食理气，以防补而滋腻之弊是为使药。诸药配伍，具有治疗腰椎骨质增生的功效，达到了补益肝肾、生髓健骨、活血舒筋止痛的作用。

〔费兰波，李家庚. 现代名中医骨科绝技. 北京：科学技术文献出版社，2005〕

八、养阴柔筋、缓急止痛治股骨头缺血性坏死

杨某，男，33 岁。

病始右腿髋关节疼痛，行走困难，2 个月后，左腿亦开始疼痛，不能步行。查体：腿部肌肉有明显萎缩现象，并伴有两腿抽搐拘急，舌质红绛，脉弦细。辅助检查结合临床，诊断为"双侧股骨头缺血性坏死"。

辨证：阴血虚少，筋脉失养，血脉不利。

治法：养阴柔筋，缓急止痛。芍药甘草汤主之。

处方：白芍24g，炙甘草12g。水煎服。日2剂，早晚服。

二诊：3 天后，疼痛、拘急大减。

按语：本案为双侧股骨头缺血性坏死。中医辨证为阴血虚少，筋脉失养，血脉不利。本例股骨头坏死病因之一可能为先天禀赋不足，肝肾亏虚，股骨头骨骺发育不良，易于坏死，或髋臼发育不良，股骨头先天性脱位，导致股骨头坏死疾病，另外，后天脾胃运化失调，水谷精微化源不足，阴液津血衰少，无以充养机体，先后天不足互相影响，遇诱因则易发生骨坏死。病因之二为劳伤过度，四肢关节活动有赖于气血阴液的润泽濡养，过度劳伤，气血阴津不足，亦可造成骨质疏松，如伴有轻微损伤则易发生本病。与股骨头坏死病变关系最为密切的脏腑为肝、脾、肾。肾为先天之本，主骨生髓，肾健则髓充，髓满则骨坚。反之，则髓枯骨痿，失去应用的再生能力。肝主筋、藏血，与肾同源，两脏荣衰与共，若肝脏受累，藏血失司，则不能正常调节血量，"心主血，肝藏之，人动则运于诸经，人静则血归于肝脏"。血液藏运不周，营养不济，亦是造成缺血性股骨头坏死的重要因素。股骨头坏死的病因主要是虚和瘀，本例主要病机为虚，应以扶正为主。患者下肢拘急疼痛，是为阴血亏虚，筋脉失濡，治用滋养阴血、缓急止痛的芍药甘草汤；阴血既充，可根据病情再予通利血脉、活血化瘀的方剂，亦可继用芍药甘草汤与赤小豆当归散交替服用，颇为巧妙，不但缓急止痛，又能利血脉而清筋脉湿热毒

气，故能药到病除。

〔陈明，刘燕华，李芳．刘渡舟临证验案精选．北京：学苑
出版社，1996〕

第八节　在外科疾病中的应用

一、滋养肝肾、行气止痛治经行乳房胀痛

桂某，女，42 岁，无职业，已婚。

以"月经来潮时乳房疼痛 3 年，加重 1 月"之主诉入院。患
者平素急躁易怒，偶有乳房胀痛，每于月经来潮时疼痛明显加
重，伴见腰膝酸痛，咽干口燥，两目干涩，舌红少苔，脉细数。
检查：乳房未触及明显包块，触时有轻微疼痛。

诊断：经行乳房胀痛。

辨证：肝肾阴虚，乳络失养，经脉郁滞。调肝汤合柴胡疏肝
散加减。

处方：山萸肉 10g，山药 6g，阿胶 8g，当归 10g，白芍 9g，
甘草 3g，香附 10g，陈皮 9g，川芎 9g，生地黄 10g，白术 10g，柴
胡 15g。水煎服，日 2 剂。

上方 3 剂后，患者自觉疼痛减轻，继服 10 剂巩固疗效。

按语：本案诊为经行乳房胀痛，为每值经前或经期乳房作
胀，甚至胀满疼痛，或乳头痒痛者，中医辨证为乳络失养证。经
行乳房胀痛临床以实证表现为多，但亦有表现为虚证者，如素体
阴虚，经行则阴血愈虚，肝肾经血亦感不足，乳络失于濡养，因
而发生经行乳房胀痛。乳房为足阳明胃经循行之所，乳头为足厥
阴肝经支络所属，若肝气不舒，肝胃经气循行不畅，气血受阻，
而表现为乳头、乳房胀痛。患者平素急躁易怒，偶有乳房胀痛，
每于月经来潮时疼痛明显加重，伴见腰膝酸痛，咽干口燥，两目
干涩，舌红少苔，脉细数。四诊合参，属乳络失养证，治以滋养
肝肾、行气止痛法。方用调肝汤合柴胡疏肝散加减。此例属肝气

不舒，病久伤阴，阴血耗损，久病及肾，故出现肝肾阴虚之乳痛，用调肝汤补益肝肾以治本，兼用柴胡疏肝散调畅气机以治标，标本兼治以达滋养肝肾，行气止痛之功。

〔胡纪平，杨凯．杨恒茂老师治疗妇科疑难杂病验案4则．陕西中医 2007；28（7）：872 - 873〕

二、养阴清热、化痰散结治瘰疬

邵某，男，53岁。1997年11月25日初诊。

颈部溃破1月。3月前颈部右侧出现一肿块，微痛，后渐大，疼痛加重，局部灼热红肿，按"化脓性淋巴结炎"予以切开引流，术后肿痛虽减，但切口久不愈合，伴午后低热、口干、乏力、盗汗。查见颈部右侧胸锁乳突肌中部外有一2cm×1cm溃疡，深2cm，创口呈潜行性空腔，周围皮色紫暗，脓液清稀。舌红少苔，脉细数。取活检证实为淋巴结核。

辨证：肺肾阴虚。

内治法：养阴清热，化痰散结。

处方：柴胡、青蒿、鳖甲、夏枯草、玉竹各12g，胡黄连、猫眼草、浙贝母各9g，马齿苋、生牡蛎、猫爪草各30g，海藻、昆布各15g，连翘10g。水煎服，日2次。

外治法：以马齿苋、猫眼草、猫爪草、白芷、当归、夏枯草、生黄芪各15g，生甘草10g，蜈蚣3条，蜂蜡60g，香油500g，制成软膏，每日换药1次。

配合口服异烟肼、利福平。治疗1月，溃疡愈合。

按语：本案诊为淋巴结核，本病属"瘰疬"范畴，俗称鼠瘘，中医辨证为肺肾阴虚证，其特点为颈部、腋窝、腹股沟等部位的淋巴结因结核菌侵入而发炎肿大，进而形成冷脓肿，最终溃破而成为慢性瘘管，经久不愈。盖此病多起于痰，痰块之生多起于郁，未有不郁而生痰，无痰而成瘰疬者也。然痰气郁结日久可化火，下灼肾阴，致肺肾阴虚，虚热内生。患者创口呈潜行性空腔，周围皮色紫暗，脓液清稀，舌红少苔，脉细数。取活检证实为淋巴结核。四诊合参，证属肺肾阴虚，治宜养阴清热，化痰散结。正如《千金要方》所告诫："凡项边腋下先作瘰疬者，宜禁五辛酒面及诸热食。"方中青蒿、鳖甲滋阴清热；玉竹甘平柔润，养肺胃之阴而不滋腻敛邪；胡黄连善清虚热；柴胡条达肝气而疏肝解郁；夏枯草清肝火散郁结；生牡蛎、浙贝母、海藻、昆布化痰散结；猫眼草、猫爪草化痰散结可治瘰疬。全方滋阴清热，而开郁寓其中，化痰存其内，体现辨证求因，审因论治，更配以外用药以益气养血，化痰散结，促进创口愈合。

〔孙贻安，陈洪延，王文峰．姜兆俊治疗溃疡病例探析．四川中医 1999；17（3）：3－4〕

三、养阴润燥、清热化湿治面游风

张某，女性，32 岁。

头面部瘙痒、脱屑反复发作 2 年。检查：头面部有大小不一的斑片，基底潮红，上有细薄干燥鳞屑，毛发干枯，苔少，舌红，脉细略带数。

辨证：湿热蕴阻肌肤，日久伤阴所致。

治法：养阴清热化湿。

处方：生地黄 30g，玄参 9g，麦冬 9g，桑白皮 15g，白花蛇舌草 30g，茯苓 12g，白鲜皮 30g，泽泻 9g，生山楂 30g，生甘草 3g。

守上方加减治疗 1 个月后皮损消退而愈。

按语："面游风"是头面部脂溢性皮炎的中医名称，是一种以头面部浮肿、瘙痒起皮、渗液结痂为特征的疾病。清代《医宗金鉴·外科心法要诀》亦记载："此证生于面上，初发面目浮肿，痒若虫行，肌肤干燥，时起白屑。项后极痒，热湿甚者津黄水，风燥盛者津血，痛楚难堪。"本病多为平素血燥之体，复感风热，郁久转而化燥，肌肤失去濡养；甚或风邪郁久，耗血伤阴，血虚阴伤，肌肤失于濡养则生风化燥。本病例属湿热蕴阻日久伤阴，治疗当以养阴清热为主，兼以化湿。方中生地黄、玄参、麦冬养

阴清热而不助湿。生地黄甘苦而寒，有清热养阴、壮水生津之功
效，李时珍谓生地黄"服之百日面如桃花，三年轻身不老"；玄
参，苦咸而凉，滋阴润燥，壮水制火，启肾水以滋肠燥；用甘寒
之麦冬，滋养肺胃阴津以润肠燥。泽泻、茯苓化湿而不伤阴。
《本草正义》曰"泽泻，最善渗泄水道，专能通行小便。《本经》
气味虽曰甘寒，兼以其生长水泽，因谓之寒，其实轻淡无味，甘
于何有？此药功用，惟在淡则能通"；《用药心法》记载"茯苓，
淡能利窍，甘以助阳，除湿之圣药也。味甘平补阳，益脾逐水，
生津导气"。白鲜皮化湿止痒，桑白皮、白花蛇舌草加强清热之
力，白花蛇舌草、生山楂根据现代药理报道有抑制皮脂腺分泌的
作用。总观全方，在清热化湿的基础上不忘养阴，祛邪不忘扶
正，故获得良好临床疗效。

〔吴胜利．马绍尧用养阴清热法治疗皮肤病的经验．皮肤病
与性病 2009；31（2）：28〕

四、益气养阴、清热解毒治疖病

张某，男性，38 岁。

全身反复出现疖肿 19 个月。经服或肌注抗生素、内服中成
药或中草药，疖肿或早期消退、或切开排脓、或自行溃破，但每
每数日或数周、最多不过 1 至 2 月疖肿又起，以至此愈彼起，连
续不断。检查：右侧臀尖部有一疖肿溃后疮面，范围约 1cm ×
1cm，头面部、躯干、臀部留有多个大小不等的瘢痕。苔少，舌
红，脉细弱。

辨证：气阴两虚，湿热内蕴。

内治法：益气养阴清热。

处方：生黄芪 30g，太子参 15g，生地黄 30g，玄参 9g，麦冬
9g，茯苓 12g，泽泻 9g，白花蛇舌草 30g，蒲公英 30g，龙葵 15g，
生甘草 3g。

外治法：九一丹掺于疮面，外盖红油膏。每日换药 1 次。

治疗 2 周后疮愈，守上方服药 2 个月无新发疹，再宗上方加

减治疗1个月以巩固疗效。1年后随访未见复发。

按语：疖病属脓皮病的范畴，是一种常见病、多发病，治疗往往不能控制其再发。《备急千金要方》曰："凡肿，根广一寸已下名疖，一寸已上名小痈，如豆粒大者名疱子。"由于内郁湿火，外感风邪，两相搏结，蕴阻肌肤而成；或由于在夏秋季节感受暑湿热毒之邪而生；或因天气闷热，汗出不畅，暑湿热毒蕴蒸肌肤，引起痱子，复经搔抓，破伤染毒而发。马氏（马绍尧）认为，本病多因气阴两虚、无力抗邪、湿热内蕴、郁阻肌肤所致。治疗采用生黄芪、太子参补气托毒，生地黄、玄参、麦冬养阴清热，茯苓、泽泻除湿而不伤阴，白花蛇舌草、蒲公英、龙葵清热，生甘草清热、调和诸药。全方消托补兼施，旨在调整和提高患者的免疫功能，促进机体抗体的生成，从而达到治病防病的目的。临床上治疗疖痈等疾病应当分期辨证治疗，初期应以清热解毒为主，中后期（康复期）就应该在滋阴益气的基础上佐以清热凉血法治疗，而不应固守清热解毒，以防重伤气血，正虚邪恋。

〔吴胜利. 马绍尧用养阴清热法治疗皮肤病的经验. 皮肤病与性病 2009；31（2）：28〕

五、益气养阴、清热降火治口疮

潘某，男性，22 岁。

口腔溃疡反复发作 5 年。开始时数月发作一次，后逐渐频繁，每次发作后一般 1 至 2 周可不治而愈，近一年多来几乎 1 至 2 月发作一次，有时溃疡此愈彼起，连续不断。自觉局部有剧烈的烧灼样疼痛。其间有过几次治疗，但均不改变病程。检查：唇内侧、颊、舌边缘有数个浅在的绿豆大小的小溃疡，呈圆形，表面覆盖灰黄色膜，散在分布。苔薄，舌红，脉细数。

辨证：阴虚火旺。

治法：益气养阴，清热降火。

处方：生黄芪30g，党参15g，白术15g，生地黄30g，玄参9g，麦冬9g，知母9g，黄柏9g，川石斛15g，茯苓12g，泽泻9g，白花蛇舌草 30g，蒲公英 30g，生甘草 3g。

服药 2 周后溃疡愈合，守方治疗 2 个月无新发疹，再宗上方加减治疗 2 月以巩固疗效。1 年后随访未见复发。

按语：口腔溃疡是一种常见的口腔黏膜溃疡性疾病，病程自限，一般 10 天左右可愈合，但常反复发作，轻者数月 1 次，重者间歇期逐渐缩短，发病期延长，甚至此愈彼起，长期不愈。口腔溃疡属中医"口疮""口疡""口糜"等范畴。中医理论认为，脾开窍于口，心开窍于舌，肾脉连咽系舌本，两颊与齿龈属胃与大肠，其发病与脏腑功能的紊乱有着密切的关系。《内经》首次记载"口疮"，《素问·气交变大论》曰："岁金不及，炎火乃行……民病口疮，甚则心痛。"首次指出火、热是其发病的基本因素。对此发病机理，历代医家有进一步认识。《诸病源候论·口舌症候》曰："足太阴脾经也，脾气通于口，脏腑热盛，热乘心脾，气冲于口与舌，故令口舌生疮也。"本病多因气阴两虚、阴虚火旺所致，治疗上以益气养阴清热为主，方中党参、茯苓、白术、甘草相配，是四君子汤成方，意在补气健脾，合生黄芪以加强补气之力；生地黄、玄参、麦冬养阴清热；知母、黄柏养阴清热降火；配石斛以加强滋阴清热之力；茯苓与泽泻相配除湿而不伤阴；白花蛇舌草、蒲公英清热；生甘草清热，调和诸药。全方旨在调整和提高患者的免疫功能，促进机体抗体的生成，从而达到治病防病的目的。

〔吴胜利. 马绍尧用养阴清热法治疗皮肤病的经验. 皮肤病与性病 2009；31（2）：29〕

六、养阴润燥、祛风止痒治皮炎

代某，女，25 岁。2006 年 3 月 15 日初诊。

面部瘙痒不适，反复发作 3 年余。患者从 3 年前起，每到春天，面部即出现瘙痒不适，伴鳞屑，夏季好转，次年又发，痛苦不堪。查体：双面颊部散在分布两块 1cm 大小斑片，上覆细小鳞屑。舌淡红，苔薄白，脉微沉。

诊断：春季皮炎。

治法：养阴生津润燥，祛风止痒。

处方：沙参 15g，麦冬 12g，天花粉 20g，葛根 12g，石膏 30g，黄芩 12g，防风 10g，薄荷 9g，牛蒡子 10g。水煎服，日 1 剂。

上药服 3 剂后，面部已无不适，斑片变小，未见明显鳞屑。又继服上方 3 剂，病告痊愈。

按语：钟氏（钟以泽）认为，春季太阳光强烈，紫外线照射面部，阳光属阳热之邪，易引起面部干燥，加之春季人体阳气升发，易伤津液，致使皮肤干燥脱屑，故治疗宜养阴生津润燥，兼祛风止痒。方中沙参、麦冬为君药。沙参具有滋阴生津、清热凉血之功，李时珍曰："沙参白色，宜于沙地，故名。其根多白汁，俚人呼为羊婆奶。"《日华子本草》曰："补虚，止惊烦，益心肺，并一切恶疮疥癣及身痒，排脓，消肿毒。"麦冬为百合科沿阶草属植物，以块根入药，甘、微苦，凉，滋阴生津、润肺止咳、清心除烦，《本草正义》曰："麦冬，其味大甘，膏脂浓郁，故专补胃阴，滋津液，本是甘药补益之上品，凡胃火偏盛，阴液渐枯，及热病伤阴，病后虚羸，津液未复，或炎暑燥津，短气倦怠，秋燥逼人，肺胃液耗等证，麦冬寒润，补阴解渴，皆为必用之药。"二药合用，共奏润肺滋阴之功。天花粉、葛根、石膏清热生津为臣药，防风、薄荷、牛蒡子疏散风热而止痒，黄芩善清肺热。诸药合用，效如桴鼓。

〔高晓芬，陈四友．钟以泽老中医运用滋阴法治疗皮肤病的经验．国医论坛 2008；23（2）：8〕

七、养血滋阴、息风止痒治皮肤瘙痒

漆某，男，75 岁。2005 年 10 月 18 日初诊。

全身皮肤干燥，伴瘙痒 10 年。患者自 10 年前起，每到入冬季，双下肢皮肤即出现干燥、瘙痒，进行性加重，进 3 年来逐渐波及全身皮肤，尤以四肢部位明显。曾服用西药治疗，效差。现因入冬病情加重而来就诊。查体：全身皮肤干燥，四肢和背部可见抓痕、血痂，舌淡苔白，脉沉弱。

诊断：老年性皮肤瘙痒症。

治法：养血滋阴润燥，息风止痒。

处方：当归15g，生地黄15g，川芎10g，白芍15g，阿胶10g，黄芪15g，防风9g，白蒺藜12g。水煎服，日1剂。

服药6剂后，瘙痒有所减轻，大便干，眠差，四肢仍可见少量抓痕，背部抓痕消退，守上方加入酸枣仁15g，决明子30g，继服6剂。6剂服讫复诊告知，四肢皮肤偶感瘙痒，大便正常，睡眠好转，全身皮肤虽干燥，但未见抓痕及结痂，嘱继续服用首诊方巩固治疗。先后共服药30剂，患者症状及体征完全消失，临床痊愈。

按语：老年性皮肤瘙痒症是常见的老年性皮肤病。患者以瘙痒为主，无原发皮损，但可见抓痕、血痂，病情以冬季较为严重，甚者可影响睡眠和生活质量。钟氏（钟以泽）认为，此类患者多因年老体虚，气血不足，血不能达于体表，加之冬季气候寒冷，经脉拘急，不利于血液流动，致使皮肤血供下降，失去濡养，从而出现干燥、脱屑、瘙痒不适。老年患者往往祛邪易、扶正难，一味滋阴养血短期内获效不彰，故此类疾病治疗时间较长，不可少投辄止。方中以四物汤加阿胶滋阴养血润燥，四物汤是中医补血、养血的经典方药，方用当归、川芎、芍药、熟地黄四味药组成。阿胶，在《本草纲目》中记载："大要只是补血与液，故能清肺益阴而治诸证。"陈自明云："补虚用牛皮胶，去风用驴皮胶。"成无己云："阴不足者，补之以味，阿胶之甘，以补阴血。"杨士瀛云："凡治喘嗽，不论肺虚、肺实，可下可温，须用阿胶以安肺润肺，其性和平，为肺经要药。"黄芪补气生血，防风、白蒺藜息风止痒，如此配伍药机合宜，故解除了患者数年疾苦。

〔高晓芬，陈四友. 钟以泽老中医运用滋阴法治疗皮肤病的经验. 国医论坛2008；23（2）：8-9〕

八、养阴生津、清热化湿治湿疹

方某，男性，52岁。

全身发疹、瘙痒、流滋，反复发作3年多。检查：全身有散在集簇之丘疱疹，部分糜烂，有少量渗出，鳞屑、抓痕累累，以四肢、躯干为著，呈对称分布，苔少，舌红，脉细。

辨证：湿热浸淫，日久伤阴耗血。

治法：养阴清热化湿。

处方：生地黄30g，玄参9g，麦冬9g，白鲜皮30g，地肤子15g，苦参9g，茯苓12g，泽泻9g，丹参15g，当归9g，白芍9g，生甘草3g。

服药2周后，瘙痒明显减轻，皮疹开始减少。守上方加减治疗2月后瘙痒停止、皮损消退，仅留色素沉着。

按语：中医古代文献对湿疹的认识，首见于《金匮要略》"浸淫疮，黄连粉主之"。本病的病因主要为风、湿、热，但有内、外之分。外风、湿、热属于六淫邪气；内风、湿、热系脏腑功能失调所生。前者属外因，为致病的条件，为标；后者属内因，为发病的基础，为本。外因通过内因起，本病的发生以内因为主。清代《杂病源流犀烛·湿病源流》曰："湿之为病，内外因固俱有之。其由内因者，则脾土所化之湿，火盛化为湿热，水盛化为寒湿……其由外因者，则为天雨露，地泥水，人饮食与汗衣湿衫。"本例湿疹病延3年，因渗液日久、伤阴耗血，故用生地黄、玄参、麦冬养阴清热，茯苓、泽泻除湿而不伤阴，白鲜皮、地肤子、苦参除湿而止痒，丹参、当归、白芍养血润肤，生甘草调和诸药。药证相符而获效。临床上屡见湿疹患者病程缠绵不愈，很多患者在疾病初期的治疗上往往能取得较好的疗效，可是数诊之后，患者每况愈下，究其原因，很多医者一方到底，零星加减，少有调整思路，权衡邪正。本病湿疹，顾名思义湿邪为患，祛湿自然是正法，然而祛湿之药多辛香燥烈，多损阴液，所以临床上多见治疗湿疹用清热燥湿之法，可是日久必有苦燥伤阴之痹，旧病未愈，反增新殃。本案邪正兼顾，权衡仔细，疗效显著，方可效法。

〔吴胜利. 马绍尧用养阴清热法治疗皮肤病的经验. 皮肤病与性病 2009；31（2）：28〕

九、益气养阴、扶正解毒治痤疮

蒋某，女，20 岁。2003 年 9 月 25 日初诊。

患者颜面部出现丘疹 1 月余，不痛不痒，在外院诊断为"寻常痤疮"，口服米诺环素，但症状未改善。诊见：额、面颊、鼻周散见毛囊性丘疹，皮疹孤立、色红，小部分融合，部分白头粉刺，可挤出白色样物质，面部油脂较多，口干欲饮，大便干燥。舌质红，舌体胖、边有齿痕，苔薄，脉细数。

辨证：气阴两虚，正虚毒恋。

治法：益气养阴，扶正解毒。

处方：生黄芪 30g，党参 12g，生地黄 30g，玄参 12g，麦冬 9g，女贞子 15g，天花粉 15g，黄芩 30g，桑白皮 12g，白花蛇舌草 30g，生薏苡仁 30g，赤芍 15g，牡丹皮 12g，丹参 30g，生山楂 30g，茶树根 30g，芦荟 3g。水煎服，日 1 剂。

服 14 剂，皮损减少，未有新皮损出现，油脂分泌减少，大便正常。再进 14 剂，皮损基本消退，仅留有色素沉着。

按语：本案诊为痤疮，中医辨证为气阴两虚证。阴虚不足、阳气亢盛，阴不制阳而产生阴虚火旺之证。阴虚则不能滋养肌肤，使局部肌肤抵抗力下降，易为外邪所伤。而临床常用的清热祛湿之品又极易耗津伤液，且病程日久，反复发作易致气虚毒恋，终致病情缠绵，难以根治。巢元方《诸病源候论·面体病诸候》则指出："面疱者，谓面上有风，热气生疱，头如米大，亦如谷大，白色者是。"又云："此由肤腠受于风邪，搏于津液，津液之气，因虚作之也。"痤疮之关键在于辨治，当从审因求本入手，肺经风热、肠胃积热皆为标实之证，而气阴两虚才是发病之本。故治疗以益气养阴为主，常用生地黄、玄参、麦冬、女贞子、天花粉,可酌加黄芩、桑白皮、白花蛇舌草、生薏苡仁等清肺热兼化肠胃之湿,或佐以赤芍、牡丹皮、丹参和营凉血。女贞子善补肝肾之阴,滋而不腻,养阴而活血;天花粉养阴清热力专,对于火热亢盛者尤适。此二药又有类雌激素样作用,可降低雄性激素水平,从而调节内分泌功能,因此处方尤其重视女贞子、天花粉的应用。

〔张明. 陆德铭教授运用益气养阴法的临床经验. 中西医结合学报 2005;3(2):141-143〕

十、活血散结、疏肝解郁治男性乳房异常发育症

王某,男,46岁。2005年4月4日初诊。

右乳晕部结块伴疼痛1月余,外院诊断为"男性乳房异常发育症",建议手术。平素工作压力较大,情绪紧张。刻下:右乳房疼痛,心情急躁,易怒,口干。体检:右乳晕部可触及结块呈椭圆形,约2cm×3cm,质中,活动,皮色不变,触痛(+),双腋下淋巴结无肿大。舌红,苔薄黄,脉弦。

辨证:肝郁化火,冲任失调。

治法:养阴清肝,调摄冲任。

处方:百合30g,知母12g,柴胡6g,广郁金12g,制香附9g,延胡索、徐长卿(后下)各30g,川楝子、当归、赤芍各12g,川石斛15g,麦冬12g,枸杞子、巴戟肉各15g,淫羊藿30g,鹿角片(先煎)9g。

同时告诉患者保持乐观开朗,心情愉快,避免恼怒忧思。

用药4个月余,右乳结块、疼痛消散。

按语:患者为男性,工作压力较大,因长期精神压抑,情志失畅,肝气郁结,气滞痰瘀凝滞而成块;郁久化热伤阴,心阴不足,出现阴虚口干,心情急躁,易怒;肝气逆乱,冲任失调。舌红、苔薄黄、脉弦为肝郁化火之象。方中百合、知母养阴清热、除烦润燥;加用川石斛、麦冬、枸杞子养阴生津;柴胡、郁金、香附、延胡索、徐长卿、川楝子疏肝理气;合巴戟肉、淫羊藿、

鹿角片以调摄冲任；加用当归、赤芍活血散结。

〔高秀飞，刘胜. 刘胜运用百合知母汤治疗乳腺病的经验. 辽宁中医杂志2006；33（9）：1068－1069〕

十一、养阴安神、益气补肾治乳癌术后

郑某，女，39岁，2005年8月29日初诊。

左乳癌术后2年2个月，近来情绪波动较大，心烦躁热，坐立不安，夜寐难以入睡，睡后易醒，醒后彻夜不眠，不能自已，神疲乏力，小便频数。苔薄，边尖红，脉弦细。

诊断：乳癌术后。

辨证：气阴两虚，冲任失调，心神不养。

治法：养阴安神，益气补肾。

处方：百合30g，知母12g，生黄芪30g，党参、茯苓各12g，白术9g，枸杞子、南沙参、淫羊藿各15g，肉苁蓉、巴戟肉各12g，莪术、石见穿各30g，蜂房、石菖蒲各12g，磁石（先煎）、丹参各30g，杜仲15g，覆盆子、益智仁各12g，怀牛膝30g，制黄精12g，龙葵30g。

同时对患者进行耐心解释和开导，帮助病人解除顾虑，树立信心，劳逸结合，稳定情绪。

服14剂后，夜寐明显好转，心烦躁热有所改善，小便次数减少。再服该方2个月，夜寐转安，情志舒畅，小便正常。

按语：乳腺癌术后患者，久病气阴两伤，损及脾胃，则神疲乏力；加之长期对乳腺癌的恐惧和忧虑，肝气郁结，郁久化火，阴虚不能养心，出现心神不宁，舌尖红为心火，心烦躁热，坐立不安；阴不入阳，夜寐难安；久病及肾，肾虚固摄失司，膀胱气化不利，小便频数。结合苔脉均示心阴虚之象。方中药用百合之夜合为阴，清心安神；知母苦寒，清热除烦、养阴安神；石菖蒲开心窍；磁石益阴潜阳、重镇安神；丹参凉血安神。共奏养阴除烦，宁心安神之功。生黄芪、党参、茯苓、白术益气健脾，扶助气血，顾护后天；枸杞子、南沙参滋阴生津；怀牛膝、制黄精调

补肝肾。共奏益气养阴之功。淫羊藿、肉苁蓉、巴戟肉调摄冲任；杜仲、覆盆子、益智仁补肾缩尿；莪术、石见穿、龙葵具有直接抗癌的作用；露蜂房消肿散结、解毒、温肾。

〔高秀飞，刘胜．刘胜运用百合知母汤治疗乳腺病的经验．辽宁中医杂志2006；33（9）：1068-1069〕

十二、补益肝肾、益气养血治上肢骨折

楼某，女，30岁。1980年12月6日初诊。

患者于1980年8月14日被卡车撞跌而致左尺骨上1/3骨折，在某医院做石膏固定3个月余断端未连接。左前臂酸痛，肘关节伸屈功能受限。外院建议做内固定加植骨术，患者不愿，遂来治疗。症见：面色萎黄，形体消瘦，精神倦怠，左上肢肌肉萎缩，皮肤清冷，脉虚软，舌淡苔白。专科查体：左尺骨上1/3处压痛明显，挤压时闻及断端骨擦音，肘关节伸100度、屈85度，肩、腕关节活动受限。X线片示：左尺骨上1/3处骨折，断端未见明显骨痂生长。

诊断：左尺骨上1/3骨折。

辨证：肝肾阴虚，气血两亏，筋骨失养。

外治法：外敷宿伤膏，用松木夹板做不超关节固定。屈肘90度位。用三角巾悬吊胸前，并嘱患者行肩、腕关节功能锻炼。

内治法：补益肝肾，益气养血。

处方：党参9g，黄芪9g，白术、白芍各5g，当归9g，熟地黄9g，川芎5g，枸杞子9g，川续断9g，补骨脂5g，杜仲9g，松节9个，桑枝5g，陈皮5g，壮筋续骨丹（吞服）9g。

二诊：12月27日。左前臂骨折端压痛明显减轻，挤压时骨擦音消失，肘关节已能伸120度，肩、腕关节活动均有改善。

按语：本案为上肢骨折，中医辨证为肝肾阴虚，气血两亏，筋骨失养。本例患者经石膏固定3个月余断端未连接。治疗上肢骨不连，不仅要使断骨连续，更重要的是要使患肢恢复功能。所以，在治疗中采用不超关节的夹板固定。明·张介宾在《景岳全书·传忠

录》中有"新病邪实，久病正虚"的论述，断骨愈合迟缓的原因是"虚"，主要是由于外伤筋骨，内损肝肾，命门亏虚，命火不能生土，脾肾阳虚，以致饮食入胃不能化生阴精滋养筋骨。筋骨的修复，总离不开肝肾精气和气血的滋养，故内治采取培补脾肾、育阴养肝、阴阳平补法；防止因阴损及阳而出现阳虚的征象，做到"未病先防"，故予以温补脾肾、益气养血之品。经过 1 个多月的内外兼治，终于达到断端愈合、功能恢复的目的。

〔邱德文．中国现代名中医医案精华．贵阳：贵州科技出版社，1995〕

十三、补肾阴、益精血治上肢骨折

应某，男，44 岁。1991 年 7 月 28 日初诊。

患者 5 个月前从 6 米高处跌下，致右手舟骨腰部骨折。经石膏固定及多方治疗，腕部肿胀疼痛依然，活动受限，握物无力。X 线摄片示：骨折处未连接。查体：右腕部鼻烟窝处肿胀压痛，腕关节伸屈旋转等活动受限。舌淡，苔薄白，脉濡数。

诊断：右手舟骨腰部骨折。

辨证：骨折后期，肝肾亏损，气血不足，筋骨失养。

外治法：外敷接骨胶 2 张，并用夹板包扎固定腕关节于功能位。

内治法：温补脾肾，益气养血。

处方：党参 9g，黄芪 9g，当归 9g，白术 9g，白芍 9g，大川芎 5g，熟地黄 9g，川续断 9g，枸杞子 9g，补骨脂 5g，鸡血藤 9g，松节 9g，陈皮 5g，杜仲 9g，生地黄 9g。

健步虎潜丸 1 瓶。

复诊：1992 年 1 月 9 日。右腕疼痛已平，肿胀消失，腕、指间关节的握力和功能也在渐渐恢复中。经腕关节正斜位 X 线片示：骨折线已模糊，对位理想。

按语：本案为右手舟骨腰部骨折，中医辨证为骨折后期，肝肾亏损，气血不足，筋骨失养。西医学认为，骨折的修复与血运有关。手舟骨的血液供应来自附着于手舟骨结节与腰部韧带的尺、桡动脉分支。所以，手舟骨腰部骨折后血液供应可能部分或大部分断绝，使骨折愈合缓慢，甚至近侧骨片发生无菌性坏死。正如《疡医大全》所说"血气罕到之处，最难调治"。手舟骨骨折不连接，是因缺血所致。所以，骨折的愈合快慢同肝肾气血的盛衰有关。《灵枢》曰："血和则经脉流行，营复阴阳，筋骨劲强，关节清利。"由此可见，受损伤筋骨的修复，主要依赖于肝脾肾精气的滋养和气血的充盈。本例患者已拖延日久，虽然局部仍有肿胀，但还属虚证。《正体类要》曰："肿不消，青不退，气血虚也。"再则，右腕关节长期固定在寒凉的石膏模板中，兼感风冷。故以党参、黄芪、白术补中益气；以当归、白芍、熟地黄、川续断滋肾养阴、补精血；以补骨脂、杜仲补肾阳、温运脾土；以川芎辛香走散，使诸药补而通达；以鸡血藤、松节舒筋活络，通利关节；以陈皮和胃行中。

〔邱德文．中国现代名中医医案精华．贵阳：贵州科技出版社，1995〕

十四、和阴通阳、气血两调治腕部伤筋

胡某。1962 年 3 月 17 日初诊。

患者右腕外侧关节之间筋络酸楚牵掣，旋转举握不利，已近 2 个月，夜寐不酣，目光少力，消化不强。查体：外形并无显著变化。诊脉两手细软，左微弦。

诊断：桡骨茎突腱鞘炎。

辨证：肝肾阴虚，气血不足证。

内治法：和阴通阳，气血两调。

处方：枸杞子 6g，生地黄 12g，白蒺藜 9g，全当归 5g，桂枝尖 2g，制白术 5g，川续断 9g，党参 6g，炙远志 5g，酸枣仁 9g，山药 9g，云茯苓 12g，制首乌 9g，嫩桑枝 15g。每日 2 剂。

外治法：熏洗方。

治疗 8 个月后病痛渐得缓和。

按语：本案为桡骨茎突腱鞘炎，在《素问·宣明五气》中记载为"伤筋"。中医辨证为肝肾亏虚、气血不足证。病由患者先天肝肾亏虚所致。肝藏血、肾藏精，肝肾同源，精血亦可互相转化。肝肾亏虚导致阴乏、精亏、血少，肝肾阴精血液化源不足，导致气血亏虚，必然导致中焦运化失常，中运亦弱，阴分不足，津血亏损，滋润、荣养不够，"阴虚多因血虚"，气血阴精亏虚无以濡养筋络，筋络失去润滑的保护，造成关节不利，筋络酸楚牵掣。石氏（石筱山）在治疗上以外治为辅，内治其本。石氏认为寒湿伤筋是本案的外在因素，认为其病的诱因亦是操劳过度，导致气血不及煦和，血不涵养，气血失养则如藩篱不密，寒湿之邪易外感，操劳而接触冷水更易受寒湿，既受寒湿，气血更滞，以致病情缠绵。治病从本，当以气血两调、和阴通阳为法，散寒化湿之属亦须佐入。若味用辛烘之品则耗津铄液，可能病情反见加剧。石氏亦强调，阴虚之人应多食一些滋补肾阴的食物，以滋阴潜阳为法。方中枸杞子有滋阴益寿之功，尤其是对肝肾阴虚证患者尤为适用。石氏治疗常用药亦有三色敷药加桂麝丹。肝肾亏虚之人，亦要注意勿劳、饮食有所节制、适量运动、调节情志等中医养生之法。该类病证在临床并不少见，但如何使用中医中药治疗，尚乏研究探讨者，石氏的经验当可资借鉴。

〔石印玉．石筱山石幼山治伤经验及验方选（申江医萃）．上海：上海中医药大学出版社，1993〕

十五、补益肝阴、和营生新治下肢筋伤

姚某，51 岁。1962 年 8 月 26 日初诊。

患者下车扭蹩挫伤，左足外踝骨筋膜受损，已逾 2 周。现症见：肿胀不消，步履酸痛。舌苔薄质干，脉细软。

诊断：左足外踝骨筋膜损伤。

辨证：肝阴不足，血虚气弱证。

治法：补益肝阴，和营生新。

处方：炒当归 6g，炒白芍 6g，生地黄 9g，白茯苓 9g，大丹

参5g，怀牛膝9g，冬瓜皮12g，黑料豆9g，忍冬藤12g，白蒺藜9g，赤小豆12g，嫩桑枝12g。

二诊：9月2日。左足外踝筋膜损伤后，作痛虽减，气血未和，步履少力，入晚肿胀，肝阴不足，脾运失健。再拟和血生新、健中化湿法。在原方基础上加西赤芍6g，炒广陈皮5g，制苍术5g，川椒目3g，泽兰叶6g，鸡血藤12g。

三诊：9月9日。左足外踝筋膜损伤月余，经治之后，肿痛逐步改善。

按语：本案为左足外踝骨筋膜损伤。中医辨证：肝阴不足、血虚气弱证。本例为血虚气弱、肝阴不足之体，阴液亏损，肝失濡润，阴不制阳，可予以外治之后，再以和营生新、调肝益阴、理气为治。患者损伤时瘀凝气滞，损伤后已耽搁时日，存在踝部伤筋后期常见的临床表现，肿胀、疼痛及天阴时酸楚作痛，有的患者酸痛还可由踝延反膝髋。《灵枢·本神》曰："阴虚则无气。"石氏（石筱山）强调在治疗此类疾病时当因人因症而异，除应用养血活血、健脾利水之法外，更重益肝阴。症现血虚肝旺，自当养血平肝，滋益肝阴而平肝阳。由于肝主筋，肝气淫筋，即筋络须由肝血、肝阴滋养才能濡润有劲，故治筋当重治肝。气血阴津未复，筋络失养，由此步履牵强，且难复健，故亦须从益气血阴津、壮筋骨入手。草乌是石氏的常用药，损伤后酸痛较重者每多选用。石氏在临床工作中亦体会到，患处酸比痛更难改善，对此川草乌比较有效。用浸酒方及外洗法，通过酒活血通络的功效，损伤后期，浸酒代煎不失为一种简便而有效的方法。外洗对缓解酸痛常取得满意的疗效。

〔石印玉．石筱山石幼山治伤经验及方选（申江医萃）．上海：上海中医药大学出版社，1993〕

第九节　在妇科疾病中的应用

一、润燥生津治月经不调

何某，女，36 岁。

患者月经数月不行，形体消瘦，咳嗽痰浊，咳声不扬，呼吸不利，鼻咽干枯，稍有劳累即上气，喜静恶动，皮毛干枯，胃纳差，大便干。舌质红而干，脉虚数。X 线片示：浸润型肺结核。

辨证：燥热伤肺。

治法：润燥生津。

处方：生晒参 10g，麦冬 15g，桑叶 10g，杏仁 10g，瓜蒌仁 15g，百部 15g，紫菀 15g，枇杷叶 10g，生石膏 20g，阿胶珠 10g，大枣 7 枚。5 剂。

二诊：上症较有好转，咳减，上气稍平，饮食渐增，唯大便尚干结。

处方：北沙参 20g，麦冬 15g，杏仁 10g，瓜蒌仁 15g，百部 15g，紫菀 15g，玉竹 10g，阿胶珠 10g，怀山药 15g，扁豆 15g，枳壳 10g。

又服 15 剂症状消失而愈。

按语：《内经》指出，闭经的病因系"忧思郁结，损伤心脾""失血过多，房室过度，肝血亏损""寒邪凝血"等。患者形体消瘦、鼻咽干枯可见素体阴虚，津血同源，久而可致血海干涸，无血可下，如《景岳全书》中曰"正因阴竭，所以血枯"。可见此为本病的缘由。本案是由于风燥之邪伤肺，久而不愈，清肃不行，津液耗损，燥胜则干，故症见形体消瘦、皮毛鼻咽枯燥、咳浊痰声不扬而上气等症，均属燥热灼津、肺金焦痿之象。故本病的治疗可采用喻嘉言创立的清燥救肺汤为基方，方中桑叶、石膏清肺金之燥热，阿胶、麦冬润肺以滋液；肺与大肠相表里，肺燥则大肠干，故用瓜蒌仁以滋润肺肠；生晒参、玉竹扶元生津；枇杷叶、百部、紫菀、杏仁润肺降逆；怀山药、扁豆、枳壳补土生金而健胃，使邪降津复，脾胃健运，使肺气得以清肃而收敛。二诊时见饮食稍增，可见胃阴得复，故在养阴润燥的基础上须加以山药、扁豆、枳壳之品，使胃阴得护，故症状可消。

〔漆济元. 名老中医漆济元医案珍藏录. 南昌：江西科学技术出版社，2002〕

二、清热滋阴、益气养血调经治闭经

王某，女，20岁，未婚。2008年6月17日初诊。

闭经10个月。患者11岁月经初潮，既往月经规律，每月一行，量中。2007年8月开始以运动结合节食方式减肥，1个月内体重从49公斤减至40公斤，随后闭经，现已10个月。现时感胃脘不适，大便秘结，2日1次。减肥后患慢性浅表性胃炎。舌红，面色苍白，唇周色暗，脉细滑。

治法：清热滋阴，益气养血调经。

处方：枸杞子15g，北沙参15g，月季花6g，桃仁10g，知母6g，槐花5g，冬瓜皮10g，女贞子15g，瓜蒌15g，郁金6g，丹参10g，莱菔子10g。7剂，每日1剂，煎服。

二诊：6月25日。基础体温单相。药后大便通畅。舌暗，脉沉滑。

处方：冬瓜皮20g，桃仁10g，丹参10g，赤芍10g，月季花6g，莱菔子10g，莲子心3g，茜草12g，槐花5g，寄生20g，百合12g。14剂。每日1剂，煎服。

首诊药后便秘缓解，现舌红改善，热象已去，二诊方去瓜蒌、知母。舌暗提示血瘀明显，故加重活血力度，续用桃仁、月季花，加用丹参、赤芍、茜草活血调经。

三诊：10月28日。药后近3个月月经恢复正常，每月一行，量中，经前基础体温近典型双相，末次月经2008年10月10日。唇周色暗减轻。现口干、便秘。舌淡红，脉细滑。

处方：冬瓜皮20g，泽兰10g，茜草10g，车前10g，丝瓜络

10g，当归 10g，枳壳 10g，月季花 6g，茯苓 10g，杜仲 10g，益母草 10g，丹参 10g。20 剂，每日 1 剂，煎服。

按语：《素问·阴阳别论》云："二阳之病发心脾，有不得隐曲，女子不月……"明·马元台注此经文曰："二阳，足阳明胃脉也。为仓廪之官，主纳水谷，乃不能纳受者，何也？此由心脾所发耳。正以女子有不得隐曲之事，郁之于心，故心不能生血，血不能养脾，始焉胃有所受，脾不能化，而继则渐不能纳受，故胃病发于心脾也。由是水谷衰少，无以化精微之气，而血脉遂枯，月事不能时下矣。"明·《万氏妇人科》道："夫二阳者，手足阳明胃大肠也。惟忧愁思虑则伤心，心气受伤，脾气失养，郁结不通，腐化不行，胃虽能受，而所谓长养灌溉流行者，皆失其令矣。故脾胃虚弱，饮食减少，气日渐耗，血日渐少，始有血枯、血闭及血少色淡、过期始行、数月一行之病。"本案病由节食减肥致闭经，伴便秘、唇周色暗，柴氏（柴松岩）指出，此为阳明病变所致。该患者运动减肥正值暑期，暑热季节本易汗出，剧烈运动后，每致大汗出，血汗同源，阴血损伤；节制饮食，胃无以受纳，气血乏源，亦致血海空虚，无血溢下，1 个月内体重减轻 9 公斤，快速减肥，阴血骤失，血枯经闭；久不进食，胃失所养，故见胃脘不适；阴血不足，不能下润，肠道失润，大便秘结；血虚不能上荣，故见面色苍白；足阳明胃经，经脉巡行，环绕口唇，病在胃，故见唇周色暗；舌红、脉细滑均为津亏伏热之象。辨证为阳明热盛、阴亏津伤、血海无继，治以清热滋阴、益气养血调经之法。

〔滕秀香. 柴松岩辨证治疗减肥致闭经验案三则. 中国临床医生 2010；38（1）：68 – 72〕

三、益阴疏肝、活血通经治闭经

郝某，女，20 岁，未婚。2003 年 9 月 5 日初诊。

闭经 4 个月。患者月经初潮 12 岁，既往月经 30 天一行，5 天净，量中，末次月经 2003 年 5 月。随后开始节食并口服芦荟排毒胶囊减肥，现3月余。体重从55公斤降至48公斤，下降7公斤。减肥后月经至今未潮。现性情急躁，纳可，眠佳，大小便调。患者既往有便秘史。舌暗红，脉细滑。2003年8月15日女性激素测定：E2 56.40pg/mL，FSH 7.70IU/L，LH 0.66IU/L，PRL 7.00μg/L，T 56.60ng/dL，LP 0.33ng/mL。2003年8月15日B超检查：子宫3.7cm×3.3cm×2.3cm，宫内回声均匀，内膜不厚，左卵巢2.4cm×1.3cm，右卵巢2.5cm×1.2cm，未见卵泡。

诊断：闭经。

辨证：阴血不足兼有肝郁。

治法：益阴疏肝，活血通经。

处方：北沙参20g，女贞子15g，玫瑰花5g，全瓜蒌15g，月季花6g，益母草10g，当归10g，生甘草10g，枳壳10g，合欢皮10g。20剂，每日1剂，煎服。

经治3个月，患者已有月经来潮，但周期不稳。随后继续治疗2个月，月经复至，周期基本恢复正常。再后，患者又服药2月余，方同上法，加柴胡、夏枯草、月季花舒肝解郁，青蒿、茵陈清虚热，随症加瓜蒌润畅通便。药后随访，服药期间患者月经规律，一月一行，经量如常。

按语：本案患者4月前以节食方式减肥，胃中水谷不盛，血海无以满盈，月事难以时下，故见闭经；患者既往便秘，素有津液不足，无以下润肠道，如今再以口服芦荟排毒胶囊减肥，体重快速下降，泻下通利过度，津液再度脱失，津血同源，津亏血虚，冲任血海不足，亦致闭经。黄体生成素（LH）为0.66IU/L，提示患者可能为垂体性闭经，病变已非仅为气血不足，已导致肾气亏虚；B超提示子宫偏小，提示先天发育欠佳，禀赋不足。患者平素性情急躁，尚有肝气不舒之征。此案病机复杂，依据舌、脉，结合病、症，辨证为阴血不足兼有肝郁，治以益阴舒肝，活血通经之法。患者食入不足，胃中水谷不盛。胃主受纳，为水谷之海，乃多气多血之腑。胃中水谷盛，血海满盈，月事以时下。

张景岳《景岳全书·妇人规·经脉之本》曰："故月经之本，所重在冲脉，所重在胃气。"患者短期体重快速下降 7 公斤后突致闭经，舌象暗红、脉细滑，辨证以阴血快速丢失、冲任血海骤创为特点。故对此案，柴氏（柴松岩）并未拘泥于一般常规，按月经周期补肾调经规律予以治疗，而自始至终贯以重养阴血之原则，随治疗进展，终致重阴转阳，阳从阴生。如此，针对患者阴血不足兼有肝郁之证，予益阴疏肝、活血通经之法治疗，服药 5 个月后，患者月经恢复，周期规律，排卵功能恢复。

〔滕秀香. 柴松岩辨证治疗减肥致闭经验案三则. 中国临床医生 2010；38（1）：68 – 72〕

四、益气养阴、解毒通络治狐惑病

陆某，男，17 岁。2003 年 6 月 24 日初诊。

患白塞病 8 月余，口腔溃疡反复发作，阴囊时发溃疡，两下肢结节性红斑，需用激素方能控制，但疗效欠佳。平素易患感冒。诊见：口腔溃疡 3 处，大小约 0.3cm × 0.5cm，疼痛剧烈；阴囊处一溃疡约 0.2cm × 0.3cm，上有白色腐肉，四周有红晕；两下肢结节性红斑多枚。伴神疲乏力，两髋关节酸痛，口干欲饮，舌苔少、中裂，舌质红、边有齿痕，脉细带数。

辨证：素体气虚，日久阴液亏损，虚火上炎郁久化毒，瘀血凝滞。

治法：益气养阴，清热解毒，活血通络。

处方：生黄芪 60g，党参 15g，生地黄 30g，玄参 12g，天冬 9g，麦冬 9g，女贞子 30g，天花粉 12g，龟甲 15g，蛇莓 30g，白花蛇舌草 30g，金雀根 30g，桃仁 15g，丹参 30g，莪术 30g，泽兰 12g，川牛膝 12g，蜈蚣 3g。水煎服，日 1 剂。

服 5 剂后口腔及阴囊溃疡愈合，但口腔有一处新发，疼痛较前明显减轻，范围缩小。未用激素治疗，嘱禁食辛辣之品，继服 2 周诸症均减。再诊时有一处溃疡，较前小而痛轻，原方加用南沙参 15g，枸杞子 15g。用药期间患者曾出现面部粉刺，油脂较多，髋关节偶发酸痛，在原方基础上加黄芩 15g，生首乌 30g，生山楂 15g，鸡血藤 30g，秦艽 12g，徐长卿（后下）30g。服药近 4 个月，诸症皆消，达到临床治愈。

按语：本案诊为白塞病，属中医狐惑病范畴，中医辨证为气阴两虚证。本病是以咽喉、口腔、眼及外阴溃烂为主证，并见精神恍惚不安等表现的一种疾病。多为湿热内蕴，毒邪窜经，肝脾失司所致。由于疾病反复发作，病久不愈，易耗伤正气。阴液亏损，肾阴不足，水不制火，则虚火愈炽。《金匮要略·百合狐惑阴阳毒病证治》谓："狐惑之为病，状如伤寒，默默欲眠，目不得闭，卧起不安。蚀于喉为惑，蚀于阴为狐，不欲饮食，恶闻食臭，其面目乍赤、乍黑、乍白。蚀于上部则声喝，甘草泻心汤主之……蚀于下部则咽干，苦参汤洗之。"是说狐惑病的症状类似伤寒，想睡眠但又不能闭目入寐，不论是躺下或起床，都表现出精神不安。本案患者素体气虚，日久阴液亏损，虚火上炎，郁久化毒，瘀血凝滞。治疗中以益气养阴为主，加知母、白花蛇舌草、蛇莓、金雀根等清热药物。生黄芪补益肺肾之气，固表卫外，敛疮托毒，促进创面愈合；女贞子养阴生津，善补肺肾之阴。应用益气养阴、清热解毒、活血通络之法达到临床治愈的疗效。

〔张明．陆德铭教授运用益气养阴法的临床经验．中西医结合学报 2005；3（2）：141-143〕

五、滋阴清热治围绝经期综合征

患者，女，52 岁。

患者年过五十而月经未断，每次月经后即烦躁易怒，阵阵潮热，面赤多汗，睡眠多梦，口干，便结，怕热畏冷。舌质红，苔微黄，脉细弦而滑。

诊断：围绝经期综合征。

辨证：肾阴亏虚，肝火炽盛。

治法：滋肾阴，清肝热。

处方：黄芩 10g，马尾连 10g，川芎 5g，当归 5g，生地黄、熟地黄各 10g，白芍 15g，桑叶 10g，女贞子 10g，菊花 12g，旱莲草 10g，生牡蛎（先煎）30g。每日 1 剂。

服 6 剂后，潮热大减，性情已不急躁，自汗亦止，睡眠良好，大便通畅，舌质红暗，脉细弦。要中病机，为巩固疗效，乃制丸药服用。

处方：黄芩 30g，马尾连 30g，生地黄、熟地黄各 30g，川芎 15g，杭白芍 50g，霜桑叶 30g，当归 15g，黄菊花 50g，女贞子 30g，牡丹皮 30g，旱莲草 30g，生牡蛎 90g。诸药共研细末，炼蜜为丸，每丸 10g，早晚各服 1 丸，白开水送下。

追访言其服药后，诸症大为好转。自己又配丸药一料，服后月经亦未再至，停经至今，身体无不适。

按语：妇女进入围绝经期，肾气渐衰，天癸将竭，冲任二脉虚损，精血不足，气血失调，脏腑功能紊乱，肾阴阳失和。此系一肾阴虚、肝火旺案。芩连四物汤主要治疗妇人血分有热，月经先期，经来量多、色紫黑者，方中黄芩、马尾连、桑叶、菊花、旱莲草清热养阴，当归、生地黄、熟地黄、白芍、女贞子等补肝血，养肝阴。介于发病初期应该以治其热证为主，但在清热的同时勿忘清热太过而伤阴，故而养阴这一主线应该时刻注意。至疾病的后期，热邪已祛十之七八，则以补肾阴为主，然肾阴肝阴相须为用，故以二至丸为主补益肝肾、滋阴止血，针对治疗肝肾阴虚之眩晕耳鸣、咽干鼻燥、腰膝酸痛、月经量多。纵观全方，以芩连四物汤合二至丸加桑叶、菊花、牡蛎以滋补肝肾精血。清泻肝火、平肝潜阳、镇静止汗，标本兼治，故不过数剂而病即效。虑其年高，精血亏久，乃嘱服丸药以缓行调补肝肾，而防生变也。围绝经期是妇女必须度过的一个过程，因此其应该建立良好的心态对待这一生理过程，掌握必要的保健知识，保持心情舒畅，注意劳逸结合，则诸病自除。

〔张文康. 中国百年百名中医临床家丛书·祝谌予. 北京：中国中医药出版社，2006〕

六、养阴清热、固表止汗治更年期综合征自汗

屠某，女，48岁。2005年11月28日初诊。

绝经一年，汗多半年，易于感冒。白天、夜间均汗出，表现为阵发性烘热汗出，活动后则汗出甚，易感冒，入睡困难，每晚睡眠2～3小时，胃脘不适，恶心，后背疼痛。舌淡红，苔微黄，脉细。

诊断：气阴两虚自汗（更年期综合征）。

治法：养阴清热，固表止汗。方用自拟益气养阴止汗方加减。

处方：生地黄15g，百合15g，天、麦冬各12g，知母12g，黄柏10g，生黄芪15g，白术12g，当归12g，白芍12g，炒酸枣仁30g，仙鹤草30g，桑叶20g，生龙骨30g，生牡蛎30g，炙甘草10g。3剂，水煎服，日1剂。

服药后，汗出仍多，心悸，烦躁不宁，失眠伴全身关节酸痛3天，后背发凉。乃表虚不固，风邪外袭。继用前方，增疏风解表之品。再服4剂，症状减轻，效不更方，原方继服8剂，停药。

2006年因胃痛就诊述上次药后汗出愈。

按语：患者年仅七七，天癸已竭，地道不通，月事不行，阴精亏虚，阴血不足，虚热内生，虚热蒸腾，迫使津液外泄而烘热汗出；汗出又耗气伤阴，汗出过多，阳气亦随之外泄，阳气不足，卫表不固，故易感冒，动则汗出更甚；"血汗同源""汗为心之液"，汗多则致血虚，气血津液不足则不能养血安神，再者阴阳俱不足，阳不能入阴，则目不暝，而见入睡困难；气血津液皆不足，脾胃安能得健，故见胃脘不适，恶心。证属气阴两虚，治拟养阴清热固表止汗，方用自拟益气养阴止汗方。方中生地黄、百合、天冬、麦冬、白芍滋五脏之阴以清虚热；黄芪、白术益气健脾、固表止汗；当归补血养血；黄柏、知母坚肾阴，清虚热；炒酸枣仁养心血，安心神；生龙骨、生牡蛎潜阳镇静，收敛止汗；仙鹤草补虚敛汗；桑叶清虚热止汗；炙甘草调和诸药。

〔贺兴东，翁维良，姚乃礼. 当代名老中医典型医案集·内科分册（下册）. 北京：人民卫生出版社，2009〕

第十节 在血液与风湿免疫疾病中的应用

一、益气养血、养阴清热治骨髓增生异常综合征

患者，男，59岁。2009年5月27日初诊。

2004年6月因头晕乏力10天入住山东省某医院，诊断为"骨髓增生异常综合征"，西医治疗效果不佳。诊见乏力头晕，口干口渴，心慌胸闷，恶心呕吐，面色晦暗，食欲不振，饮冷即腹痛腹泻，肛门有下坠感，牙龈出血。舌淡白，苔薄黄，脉弦细滑。

辨证：胃热肠寒，寒热错杂。

处方：乌梅15g，细辛3g，干姜6g，炮附子（先煎）10g，桂枝5g，川椒3g，黄连10g，黄柏5g，白芍10g，党参12g，淫羊藿15g，菟丝子15g，地骨皮10g，鹿角胶（烊化）6g。7剂，水煎服。

滋阴生血胶囊，每次6粒，每日3次。

二诊：6月7日。症状基本同前，上方去淫羊藿、菟丝子、地骨皮、鹿角胶，续用5剂。

三诊：6月14日。诸症减轻，腹泻已止，舌淡苔薄黄，脉弦滑，较前有力。上方续服7剂。

四诊：患者诉服上方效佳，但感风寒之邪，咳嗽，又因食生冷致腹泻如水，肠鸣便溏，牙龈出血加重，舌淡苔白薄黄，脉浮弦缓。此为寒重于热，脾阳不足，上方干姜加至8g以温补脾阳，加肉桂6g以补火助阳，加仙鹤草30g以收敛止血。

五诊：7月12日。腹泻止，纳可，但牙龈出血不易止住，舌淡白，苔薄黄，脉弦细有力。因桂枝伤阴动血，故去桂枝，肉桂加至8g，续服。

六诊：9月10日。诉服药后输血间期逐渐延长，至今已有60多天未再输血，近期未再出现腹泻、腹痛症状，纳可，牙龈偶尔

出血但可自行止住，未诉其他异常。

按语：中医学对骨髓增生异常综合征（MDS）并无专门论述，大多认为属于"虚劳""血虚"等范畴。《张氏医通》曰："人之虚，非气即血，五脏六腑莫能外焉，而血之源头在乎肾，气之源头在乎脾。"故本病多以脾肾亏虚为主，在脾肾虚损基础上又产生种种表现，肾虚则精亏，脾虚则气虚，气血生化乏源而致血虚。《素问》云"正气存内，邪不可干""邪之所凑，其气必虚"。在发病过程中又常兼有邪毒乘虚入袭，而邪毒又可灼伤人体津液血络，使瘀血停滞脏腑经络，久致髓海瘀阻，新血无以化生，又可加重血虚。本案患者患骨髓增生异常综合征之难治性贫血（MDS-RA），治疗多年而病情逐渐加重，后期出现久泻不愈，且症状寒热错杂，邪气已从太阴、少阴传至厥阴，当从厥阴论治。厥阴又称一阴，其脏腑体现于肝及心包。肝与心包均藏相火，为阴中有阳之脏，阴中之阳贵在敷布，贵在条达，贵在生生不息，因而方药选用乌梅丸与滋阴生血胶囊。乌梅丸寒热并用，使热清寒解，肝气条达，心包敷布，诸症自消；滋阴生血胶囊益气养阴以助少阳生发之气血，凉血解毒以清少阳被郁之火热。诸药合用，使阴阳互生，少阳之气得以条达，生生不息，而敷布于机体，阴得阳之温煦，阳得阴之资助，阳气渐旺气血始生，用药后患者症状好转，病情稳定。

〔仇毅，王永瑞，黄飞，等．乌梅丸联合滋阴生血胶囊治疗骨髓增生异常综合征1例．世界中医药2011；6（2）：135〕

二、滋补肝肾、益气生津治燥证

周某，女，48岁。1998年5月10日初诊。

口咽干燥3年，先后于多家医院检查，拟诊为"干燥综合征"，多方治疗效果欠佳。诊见：口干，咽干，目涩，视物模糊，双目畏光，毛发干枯，皮肤干燥，大便时溏。舌暗红，苔黄腻，脉细。

辨证：肝肾不足。

治法：滋补肝肾，益气生津。

处方：生地黄 15g，石斛 15g，山茱萸 10g，牡丹皮 10g，泽泻 10g，天冬 10g，麦冬 10g，枸杞子 10g，黄芪 12g，葛根 12g，山药 12g，北沙参 12g，乌梅 3g，甘草 3g。

二诊：药后症状改善，但时有心慌，胸闷，舌暗隐紫，苔薄黄腻，脉细。仍从肝肾阴虚、津气两伤论治，但虑及久病络瘀。活血化瘀，布气生津。上方加泽兰 10g，炙鸡内金 10g。

坚持服药 2 月，因夏季炎热，稍作停药。

三诊：近来口咽干燥又较明显，咽痛有痰，有时咯血，饮水量多，目干畏光，肌肤干燥，下肢散见瘀斑，关节不痛，口中有气味，舌质暗，苔薄黄腻，脉细。辨证为肝肾阴虚，瘀热内蕴。

处方：生地黄 15g，天花粉 15g，旱莲草 15g，天冬 10g，麦冬 10g，玄参 10g，知母 10g，石斛 10g，水牛角（先煎）10g，牡丹皮 10g，赤芍 10g，炒阿胶珠 10g，炙女贞子 10g，生甘草 3g。

按语：本案诊为干燥综合征，中医辨证为肝肾不足证，肝肾阴虚为本，燥热为标。古代医集中虽无本病病名可寻，但多见"燥证"的论述。本病久病入络，络热血瘀；阴津亏虚，气失所养；阴液亏耗，脏腑失濡，生湿生热。因此，病程中常兼夹瘀热、气虚、湿阻热郁之征。本案即为如此，初诊以肝肾亏虚、津气不足为主，治疗本病予以滋补肝肾、益气生津之法，应用六味地黄汤加天冬、麦冬、枸杞子、石斛、沙参、乌梅、葛根等滋养肝肾，黄芪益气；三诊出现下肢瘀斑、有时咯血等瘀热迫血妄行之征，故改犀角地黄汤合二至丸、增液汤加味以清热凉血，化瘀止血兼以补肾养阴；若出现口中黏腻、有气味、苔薄黄腻等湿热内蕴之象，则改用增液汤加栀子、知母、佩兰等生津养阴、清热化湿。由于辨证准确，药随证转，故病情好转较快。

〔潘裕辉．周仲瑛教授从瘀热辨治风湿免疫性疾病的规律研究．南京：南京中医药大学，2008〕

三、滋阴润燥、清养肺胃治燥证

郭某，女，60岁。2009年5月20日初诊。

3年前不明原因出现口干，口腔缺少唾液，鼻腔少涕，双目少泪，自觉干燥异常，开始未在意，但症状逐渐加重，同时患者双手指关节肿胀疼痛、晨僵，手指活动后稍有缓解。曾在多家医院就诊治疗，病情时轻时重。2个月前又出现双颌下淋巴结肿大，口、鼻干燥无液，双目无泪液，口渴引饮而不解渴，食物咀嚼而难以下咽，必以汤水助之，双手指关节疼痛、晨僵，无汗出，小便时有烧灼感，大便微干。舌质淡黯，苔薄黄而干，脉弦细。实验室检查：血沉85mm/h；空腹血糖5.2mmol/L；餐后2h血糖7.6mmol/L；抗核抗体（ANA）1∶320；类风湿因子（＋）；C-反应蛋白35mg/L。

西医诊断：干燥综合征。

辨证：肺胃阴津不足证。

治法：滋阴润燥，清养肺胃。治以甘露饮、人参白虎汤加减。

处方：天冬10g，生地黄30g，茵陈12g，黄芩12g，炙枇杷叶10g，天花粉15g，知母15g，生石膏30g，麦冬20g，沙参15g，栀子10g，石斛15g，人参6g，薏苡仁30g，佩兰10g，甘草6g，夏枯草15g。水煎服，日1剂。

按语：本例为继发性干燥综合征，西医因病因不清，无特殊有效治疗方法，中医辨证治疗可获满意效果，但须守方坚持。喻嘉言《医门法律·秋燥论》曰："治燥病者，补肾水阴寒之虚，而泻心火阳热之实；除肠中燥热之甚，济胃中津液之衰。使道路散而不结，津液生而不枯，气血利而不涩，则病日已矣。"邢氏（邢月朋）在治疗上以大剂量生地黄为主药大滋阴津；配以麦冬、天冬、天花粉、石膏、知母、人参、沙参、石斛、甘草等甘柔之品养阴生津以润燥；配以茵陈、佩兰、薏苡仁利湿反佐，防养阴生津药滋腻碍胃，影响胃的受纳功能；夏枯草、黄芩、栀子清热泻火；炙枇杷叶入肺、胃经，清肺和胃引药入经。本方治有重点，层次分明，配伍精当，标本兼治。亦正如《医原》指出："非柔润静药及血肉有情者以滋填之不可。大抵是病用药，最忌者苦涩，最善者甘柔，此其大较也。"本方在取得效果以后，生地黄、石膏可适当减量；如双颌下肿痛消失或关节痛减可去夏枯草、黄芩、栀子等苦寒之品，以防化燥伤阴。

〔张建强，唐静．邢月朋临床验案举隅．河北中医 2010；32（5）：649－651〕

四、养阴和胃、活血化瘀治燥证

刘某，女，20 岁。1988 年 3 月 9 日初诊。

患者先因右侧腮腺肿大疼痛 15 天，考虑为化脓性腮腺炎，于 1987 年 12 月 5 日入某医院口腔科，后又因眼口干燥诊为"干燥综合征"，转皮肤科住院治疗。患者自 1980 年以来经常口干，吃馒头无水不能下咽。诊察：体温 36℃，血压 100/80mmHg，两眼结膜较干，口唇明显干燥脱皮，右侧腮腺明显肿大，有压痛，两耳无异常，心肺正常，皮肤较干，双下肢皮肤有鱼鳞病表现。化验检查：血、尿、便常规无异常，血沉 70mm/h，类风湿因子阳性，麝香草酚浊度试验 17U。腮腺造影示碘剂分布不均，眼裂隙灯检查示角膜荧光染色未见着色点，下唇病理活检可见慢性炎性细胞浸润及部分腺泡萎缩。胃镜检查取胃壁组织活检可见淋巴及浆细胞浸润，并有灶性萎缩。患者住院后即肌肉注射青霉素及口服板蓝根冲剂，腮腺局部外敷如意金黄散，腮腺肿大渐缩小，但眼干燥如前，以口干更为明显，遂请赵氏（赵思俭）会诊。查患者口干无津，唇干裂痛，每食酸味则舌裂纹间痛，胃脘满闷不适。自诉唾液全无，进食时亦然，无水则不能进食，平时闭口亦绝无潮润感。体力欠佳。脉象弦细略数，舌质干赤而绛，光裂无苔。

辨证：证属胃阴不足，病久入络。

治法：养胃阴，和胃气，兼活血化瘀，疏通闭塞。

处方：生地黄 10g，牡丹皮 10g，石斛 10g，葛根 20g，沙参 20g，丹参 10g，桃仁 10g，皂角刺 15g，白芷 5g，路路通 10g，川芎 5g，玉竹 10g，麦冬 30g，甘草 10g。

二诊：服上药 1 周后，口中能有潮润感，但仍无唾液，上腹满闷如前，脉弦细之象略减，出现滑象，舌干略较前轻，色亦略转浅，已获效机。前方再加和胃之品。

处方：前方加陈皮 10g，升麻 10g，白豆蔻 5g。

用此方出入加减治疗 3 个月，诸症逐渐消除，已不口干，唾液如常人，进食正常，各项检查结果均正常，停药观察 3 个月后无复发，2 年后随访一切正常。

按语：干燥综合征是一种以侵犯泪腺、唾液腺等外分泌腺为主的慢性自身免疫性疾病，中医认为其多与燥邪相关。清·石寿棠在《医原》中突出内燥理论，认为"推致燥之由，有因于天者，因于人者。阴阳燥金司天……然究其本源，皆缘血液不足所致。盖阴血虚则不能营运乎百体，津液耗则不能滋养乎三焦"。认为燥不仅可由外感，亦可由内生，内燥多由阴血不足所致。《素问·经脉别论》云"饮入于胃，游溢精气，上输于脾"，胃阴伤则口渴，口、唇干燥。《温热论》云："舌绛而光亮，胃阴亏也，急用甘凉濡润之品。"此患者显系胃阴不足所致之燥，故应用生地黄、石斛、葛根、沙参、玉竹、麦冬等以养阴而润燥；久病入络，瘀血闭阻，使胃气不能上达，故治疗时加入丹参、桃仁等化瘀之品，瘀血去而脾胃生发之气恢复而病愈。

〔董建华，王永炎．中国现代名中医医案精粹（第 3 集）．北京：人民卫生出版社，2010〕

五、滋养肝肾、祛风通络治燥证

龚某，女，32 岁。2006 年 3 月 11 日初诊。

患者从 2004 年底起常觉眼睛干涩，视物模糊，口渴欲饮，偶或胸闷气短，夜寐欠佳，伴关节痛，双腕关节及右手指关节固定性肿痛，其他关节呈游走性疼痛，晨僵不明显。查：IgG

16.80g/L，IgM 3.83g/L，抗 SSA（＋），抗 SSB（＋），ANA 1：100；尿常规未见异常。经病理报告确诊为"原发性干燥综合征"。患者无系统性红斑狼疮、类风湿关节炎引起的继发性干燥综合征证据，符合原发性干燥综合征的诊断。因患者尚未婚育，不愿太早依赖激素治疗，故特来求沈氏（沈凤阁）诊治。刻诊：诉眼微干，口稍渴。查无口咽溃疡，无光敏，无脘痛。舌干红，苔少欠润，脉细略弦。

辨证：肝肾阴液亏虚，筋脉痹阻。

治法：滋养肝肾阴液，佐以祛风通络。

处方：细生地黄 12g，怀山药 12g，泽泻 12g，云茯苓 12g，粉丹皮 10g，甘枸杞子 12g，杭菊花 10g，南沙参 15g，北沙参 15g，麦冬 10g，天花粉 12g，太子参 12g，桑枝 9g，酒地龙 6g，乌梢蛇 9g，佛手 10g，藿香（后下）10g。7 剂，水煎服。

药后病情缓解。

按语：本病属燥证范畴，乃肝肾阴虚、燥邪内攻、气虚血枯，以致津液不足所致。由于肝肾阴损、筋脉失养、风邪痹阻，以致骨节疼痛，是以肝肾阴虚为本，筋脉痹阻为标，故治拟滋补肝肾之阴、养阴润燥，兼以祛风通络。方以杞菊地黄汤滋补肝肾之阴；沙参、麦冬、天花粉、太子参清润燥热、生津止渴效果显著，清而不凉，补而不腻；桑枝、酒地龙、乌梢蛇祛风通络以止痛；芳香理气药能行气、助气化而敷布津液，故佐以佛手、藿香等助津液的敷布和气化，以达到养阴润燥之目的。

〔赖明生，刘涛．沈凤阁运用养阴法验案4则．辽宁中医杂志 2007；(5)：660－661〕

六、滋养脾肾、蠲痹通络治燥证

陈某，女，43 岁。2004 年 6 月 7 日初诊。

口眼干燥伴四肢关节疼痛反复 10 年。现口干，牙齿断裂，易出汗，双眼干涩，四肢皮肤红斑、结节，时隐时现。舌质红苔薄，脉细弦。查 ENA（＋），抗 SSA（＋），抗 SSB（＋）。

诊断：燥痹。

辨证：脾肾阴虚，阴津亏耗，络脉痹阻。

治法：滋养脾肾，蠲痹通络。

处方：生地黄、蒲公英各30g，川石斛、枸杞子、赤芍、白芍、僵蚕各15g，麦冬12g，穿山龙40g，蜂房10g，鹿衔草20g，甘草6g。14剂。

服药后口干好转，双膝关节疼痛，舌质红，苔薄腻，脉细弦。脾胃阴津渐复，络脉未通，守前法调治，佐益肾通络之品。前方加淫羊藿15g，炒延胡索20g。再服14剂后口眼干燥明显减轻，膝关节疼痛依然，舌质红，苔薄，脉细弦。继以前法调治2个月余，病情明显好转。

按语：干燥综合征的主要症状是口、眼干燥和关节痛，中医认为多因先天禀赋不足，肝肾阴精亏虚，精血不足，阴津亏耗，不能濡润脏腑、四肢百骸；或因情志失调，肝郁化火，火热伤津成燥；也有因反复感受燥邪或过多服用燥热药物，积热酿毒，灼伤津液，化燥而成。朱氏（朱良春）推崇近代中医大家冉雪峰"燥甚化毒"之说，认为此病之燥，虽有燥证之象，又非外感燥邪或某种因素直接所致，实乃燥邪日盛，蕴久成毒，煎灼阴津，伤及胃、脾、肝、肾等脏腑，导致津伤成燥，燥盛伤津，互为因果，缠绵难愈。干燥综合征的治疗大法就是甘寒养阴、甘凉培土、甘淡健脾。朱氏推崇张锡纯之"淡养脾阴"的观点，注意补脾阴、养胃津、行中气、通腑气，其中石斛有滋阴养胃、清热生津之效；用药随症加减，如关节疼痛常加穿山龙、威灵仙、鹿衔草、土鳖虫、豨莶草等，舌质暗红常加鬼箭羽、丹参、桃仁、水蛭、赤芍等；用药注意阴阳协调，干燥综合征固然以阴津亏虚、燥热内生为主，用药多甘寒凉润，然朱氏多配伍淫羊藿、补骨脂或少许桂枝，遵善补阴者，必于阳中求阴之理，取"阳生阴长"之妙，但也不宜多用温补、辛温、香燥之品。

〔吴坚，朱良春. 朱良春治疗干燥综合征经验. 实用中医药杂志2006；22（8）：501〕

七、补肝肾阴、清热解毒治系统性红斑狼疮

孙某，女，28 岁。

3 个月来时有发热，每次经治疗后热退，未引起注意。近 2 周持续高热，四肢面部出现红斑，在乡医院给予抗生素和激素治疗，病情无好转。时有抽搐，意识不清约 6 小时，急诊以"高热待查"收入院。入院后诊断为"系统性红斑狼疮、肺部感染"。给予激素和环磷酰胺等治疗。患者高热不退，时有谵语抽搐，咳嗽痰不多，气急。脉细数，舌尖红，苔薄微黄。

辨证：肝肾不足，邪热内生。

治法：补肝肾阴，清热解毒。

处方：沙参 30g，石斛 15g，生地黄 30g，麦冬 12g，水牛角（先煎）30g，知母 6g，黄柏 6g，蚤休 30g，生甘草 9g，桔梗 6g，杏仁 6g，牛黄粉（单包）1.5g。2 剂，日 1 剂，水煎，胃管内注入。

2 剂后身热渐退，神疲乏力，仍咳嗽，痰不多，小便赤少，大便未解，脉数，舌干红。证属气阴两虚，治以甘寒为主，肺肾同治。

处方：鲜沙参 30g，天冬 9g，麦冬 9g，桑白皮 12g，水牛角（先煎）30g，牡丹皮 9g，生甘草 9g，蚤休 30g，鲜白茅根 60g，鲜芦根 60g。2 剂，水煎服。日 1 剂。

患者热退，神清，咳嗽好转，仍唇红舌干，脉数，两手指端出现红斑，仍属水亏火旺，拟壮水制火。

处方：鲜生地黄 30g，鲜沙参 30g，天冬 12g，麦冬 12g，玄参 12g，鲜石斛 15g，水牛角（先煎）30g，杏仁 9g，紫菀 12g，生甘草 9g。5 剂。

经中西医结合治疗，病情迅速好转，病情稳定出院。

按语：中医古籍无系统性红斑狼疮（SLE）的病名，其症状的描述，散见于"阴阳毒""蝴蝶斑""鬼脸疮""血风疮""日晒疮""阳毒发斑""面游风""蝶疮流注""血风疮""鸦啗疮"

"温毒发斑"等记载中，其内脏病变，则见于水肿、虚损、血证、关格等病证中。如《金匮要略·百合狐惑阴阳毒病证治》记载："阳毒之为病，面赤斑斑如锦文，咽喉痛，唾脓血。""阴毒之为病，面目青，身痛如被杖，咽喉痛。"其描述与系统性红斑狼疮皮疹、关节痛、发热、出血、口腔溃疡等表现极为相似。《诸病源候论·伤寒阴阳毒候》更进一步指出："夫欲辨阴阳毒病者，始得病时，可看手足指，冷者是阴，不冷者是阳。""阴阳毒病无常也。或初得病，便有毒，或服汤药，经五六日以上，或十余日后不瘥，变成毒者。其候身重背强，咽喉痛，糜粥不下，毒气攻心，心腹烦痛，短气，四肢厥冷，呕吐，体如被打发斑，此皆其候。重过三日难治。"系统性红斑狼疮好发于青年女性，且多有头晕目眩、耳鸣、腰膝软、毛发稀疏等虚弱的征象，应为先天不足、肝肾亏损所致；患者多有头面四肢红斑红疹、有时局部破溃或疼痛或瘙痒、目赤唇红、发热等热毒亢盛表现，看似"金匮"的阳毒，但绝非外因的温毒火邪，而是由于先天肝肾不足，以致邪火内生；内生邪火又可进一步耗伤肝肾之阴，致使阴津耗伤，气血逆乱，阴阳失调，经脉痹阻，外则肌肤毛发，内则五脏津血皆受其害。尽管本病证情复杂，变化多端，然万变不离其宗，总由阴虚火旺而起。所以狼疮的关节痹痛不同于风寒湿热所致的一般痹证，狼疮的发热也绝不是湿热外邪作用的结果，而是阴亏不能制水、阳毒入血、气血瘀滞所致。因本病是由先天肝肾不足，致内生阳毒邪火，气血阴阳失常，所以肾阴亏虚为病之本，邪毒亢盛为病之标。

〔粟素红. 滋阴泻火法治疗红斑狼疮的临床经验. 光明中医 2008；23（10）：1579〕

八、滋阴润燥、清热降火治系统性红斑狼疮

姚某，女，28岁。2005年12月18日初诊。

患系统性红斑狼疮5年，常服用泼尼松30mg，病情稳定。最近1周因气候变化，病情出现波动，自觉发热、乏力、关节酸

痛。查体：体温 37.4℃，面部淡红，舌红少苔，脉细数。

辨证：阴虚火旺。

治法：滋阴降火。

处方：黄芪 30g，黄精 15g，熟地黄 20g，山茱萸 15g，菟丝子 20g，枸杞子 15g，女贞子 15g，桑椹 15g，旱莲草 15g，太子参 15g，沙参 12g，制首乌 15g。水煎服，日 1 剂。

上药服 6 剂后，自诉口干，查其体温正常，面部未见红斑，前方加麦冬继服。患者坚持用药，至 2006 年 4 月再诊时，告病情稳定，乃嘱停药。

按语：钟氏（钟以泽）认为，系统性红斑狼疮乃本虚标实之证，阴虚火旺是病机关键，因而滋阴降火便是治疗的基本大法，并自拟了三黄固本汤治疗本病，临床可根据具体情况予以变通。此例患者平素病情稳定，后因气候变化诱发低热、关节酸痛、乏力、面部红斑等症状，据此辨为阴虚火旺，故投用滋阴益肾、填精补髓之品而获佳效。三黄固本汤由黄芪、黄精、熟地黄、菟丝子、枸杞子、桑椹、制首乌等药物组成，以补益肝肾为主。方中"三黄"分别是黄芪、黄精、生地黄。其中黄芪具有补气固表，利尿托毒，排脓，敛疮生肌的功效。《日华子本草》记载："助气壮筋骨，长肉补血。"黄精以根茎入药，具有补气养阴，健脾，润肺，益肾功能。《本经逢原》云："黄精，宽中益气，使五藏调和，肌肉充盛，骨髓强坚，皆是补阴之功。"熟地黄甘，微温，归肝、肾经，具有补血养阴、填精益髓的功效。《医学启源》云："虚损血衰之人须用，善黑须发。"《主治秘要》云："其用有五：益肾水真阴一也，和产后气血二也，去脐腹急痛三也，养阴退阳四也，壮水之源五也。"又以女贞子、旱莲草、山萸肉增强补肝肾阴之功效，以沙参、太子参在滋阴同时，兼有清热之功，故获良效。

〔高晓芬，陈四友. 钟以泽老中医运用滋阴法治疗皮肤病的经验. 国医论坛 2008；23（2）：9〕

九、益气养阴、清热解毒治系统性红斑狼疮

欧某，女，40岁。2004年6月2日初诊。

患者9年前在上海某医院确诊为"系统性红斑狼疮"，经免疫抑制剂及激素等治疗，病情有所缓解，以泼尼松20mg/d维持治疗。1个月前患者自行减泼尼松为10mg/d后出现周身关节酸痛，双面颊红斑；2周前又自行加量至30mg/d。诊见：双面颊部红斑，边界清楚，表面毛细血管扩张并有黏着性鳞屑，剥离鳞屑可见扩张的毛囊口。伴见神疲乏力，身热，手足心热，周身关节疼痛，纳谷尚可，大便通调，夜寐欠安。舌质红，苔薄黄腻，脉细带数。实验室检查：抗核抗体（+++），肝肾功能均正常。

辨证：肾阴不足，气虚血瘀。

治法：滋养肾阴，益气活血。

处方：黄芪30g，生地黄12g，熟地黄12g，牡丹皮12g，赤芍30g，紫草15g，山萸肉9g，肉苁蓉12g，巴戟天12g，白花蛇舌草30g，蛇莓30g，徐长卿30g，茯苓12g，泽泻12g，杜仲12g，续断12g，金雀根30g，炒酸枣仁12g，首乌藤30g。水煎服，日1剂，14剂。

二诊：身热、周身关节疼痛减轻，仍有神疲乏力，小腹胀痛，右大腿内侧酸痛，右小腿肿胀，便调，寐安，月经愆期3周未来，面部皮疹基本同前，脉濡数，苔薄腻。治以原方加重益气活血药，即在原方基础上加党参30g，当归12g，三棱15g，益母草30g，水蛭9g，虎杖30g。14剂。

三诊：月经已至，身热已退，双面颊红斑减轻，脉濡，苔薄。二诊方去当归、三棱、益母草、水蛭，加大青叶30g，金银花15g，连翘15g，薏苡仁根30g，半枝莲30g。

四诊：再服28剂，患者精神已振，关节无疼痛，双面颊红斑减淡，脉细，苔薄腻。后以上法治疗，2个月后随访，患者病情控制，临床症状均有改善。

按语：本案诊为系统性红斑狼疮，中医古代文献无此病名，

从临床特点看似属于"痹证""阴阳毒""鬼脸疮""蝴蝶斑"等范畴，中医辨证为气阴两虚证。该病为慢性疾病，无论是先天禀赋不足、后天亏损，以及外感邪毒等致病因素，都可以导致精气亏损。精气亏损则卫气不足，极易感冒；精血不足，暗耗阴液，而致气阴两虚。《金匮要略·百合狐惑阴阳毒病证治》谓："阳毒之为病，面赤斑斑如锦文，咽喉痛，吐脓血。""阴毒之为病，面目青，身痛如被杖，咽喉痛。"《诸病源候论·瘟病发斑候》云："表证未罢，毒气不散，故发斑疮，至夏遇热，温毒始发于肌肤，斑烂隐疹如锦纹也。"《景岳全书·杂证谟·虚损》曰："虚邪之至，害必归肾；五脏之伤，穷必归肾。"《瘟疫论》谓："邪热久羁，无由以泄，血为热搏，留于经络，败为紫血。"本案症见低热，神疲乏力，倦怠少气，面色无华，口干咽燥，腰酸耳鸣，肌肉关节酸痛，舌质淡红，苔少或花剥，脉细数。治宜益气养阴，清热解毒。黄芪、生地黄、熟地黄等益气养阴，牡丹皮、赤芍等活血化瘀，白花蛇舌草、蛇莓等清热解毒。用药2月余，患者临床症状改善。

〔张明．陆德铭教授运用益气养阴法的临床经验．中西医结合学报2005；3（2）：141 – 143〕

十、益气养阴、凉血降火治急性白血病

谷某，男，30岁。2004年4月5日初诊。

因尿血乏力、发热不退1周，而去某省级医院就诊。经骨髓穿刺检查，确诊为"急性早幼粒细胞白血病（M3型）"，随即住院治疗，化疗后病情未获缓解，且高烧不退，遂自动出院，转而来求中医治疗。诊见：面色萎黄，倦卧嗜睡，精神萎靡，舌体溃烂伴纵裂，咽部化脓性病灶形成，脉芤无力。询其饮食，每天只勉强进冷粥少许。查体温达40℃。

辨证：气阴大虚，虚火上炎。

治法：大补气阴，凉血降火。

处方：生石膏、生地黄、鳖甲、牡蛎、黄芪各60g，知母、

麦冬各15g，甘草6g，粳米、石斛、天花粉、五味子、女贞子各30g，西洋参、玉竹各20g。频煎多饮，以药代茶。

连进5剂后，热象渐减，精神渐佳，可进温粥。上方稍加变通，续服5剂后，舌体溃烂渐愈。遂守上法，改小剂量，调理月余，病情大有好转。于8月6日再行骨髓复查，达到临床完全缓解。

按语：本案诊为急性白血病，相当于中医"虚劳""急劳""热劳""血证""痰核"等范畴，主要原因是正气虚弱所致。即所谓"正气存内，邪不可干"，"邪之所凑，其气必虚"。《诸病源候论·虚劳候》谓："肾主骨生髓，虚劳损血耗髓。"《医宗必读·积聚》也说："积之成者，正气不足而后邪气踞之。"这些都说明了正气虚弱是虚劳、积证形成的内在根据。本病病情凶险，往往出现在疾病发展的中、后期，病情未得到有效控制，邪毒、瘀血等进一步耗伤气血，则表现手足乏力、气短、懒言、多汗、舌有齿痕、脉细等症状。随着病情的持续恶化，临床每见精血欲脱之象。气属阳，血属阴，气血两虚日久，可导致阴阳两虚，甚至亡阴、亡阳。若有继发感染而伴持续高热不退，烦渴汗出，乏力，舌质红绛甚至舌体纵裂满布，或溃烂不堪，脉多芤大无力，此是气阴大亏之证，如投以益气养阴常剂，犹如杯水车薪，无济于事，必须迭进大剂，频煎多饮，或可挽救一二。急性白血病只要一经确诊，中医药治疗即应投以大剂益气养阴药，方可挽其危急之机。应用大补气阴、凉血降火之法达到临床病情好转的疗效。

〔李万庆.益气养阴法治疗急性白血病的临床体会.浙江中医杂志2005；40（10）：420〕

十一、益气养阴、健脾益肾治POEMS综合征

郑某，男，45岁。2008年4月14日初诊。

患者双下肢麻木，四肢无力，皮肤粗糙，皮肤黑色素沉着，毳毛黑长，杵状指，乳房发育，于上海某医院诊断为"POEMS

综合征"。患者患病已 10 余年，每年由于症状加重而住院 3～4
次。刻诊除上述症状以外，尚有眼睑下垂，视物模糊，大便溏
薄。尿微量白蛋白 243.1mg/L。舌苔白，脉虚。

治法：健脾益肾。

处方：生晒参 9g，黄芪 30g，白术 15g，炙甘草 10g，升麻
6g，当归 15g，陈皮 10g，枸杞子 20g，菊花 10g，山药 20g，茯神
20g，山茱萸 10g，牡丹皮 10g，泽泻 10g，生地黄 30g，白扁豆衣
30g，木香 10g，平地木 10g，大枣 30g。每日 1 剂，水煎服。

患者服药 14 天后，自谓乏力明显消失，夜寐亦转安。上方
继续服用半年余，迄今病情稳定，精神体力明显恢复，已可参加
半天工作。

按语：POEMS 综合征为浆细胞瘤或浆细胞增生而导致多系统
损害的一种综合征。出现进行性多发性周围神经病、肝脾肿大、
内分泌紊乱、尿微量白蛋白增高和皮肤色素沉着，并可出现全身
凹陷性水肿、胸腹水、杵状指和心力衰竭等症状，目前尚无特效
治疗方法。《素问·通评虚实论》说："邪气盛则实，精气夺则
虚。"《景岳全书·传忠录》亦云："虚实者，有余不足也。"以
此知之，虚者，即阴阳、气血、津液、精髓等正气虚亏，表现以
不足、松弛、衰退为特征的各种证候；实者相反，为气滞、痰
阻、血瘀，表现以有余、亢盛、停聚为特征的各种证候。该患者
发病日久，源于先天禀赋不足，后天失于调养，为虚证。脾主四
肢，脾虚则四肢无力，脾不运化则大便溏薄；患者下肢麻木、视
物模糊、乳房发育均显示肾气不足；而尿蛋白更表明脾不能散布
精微，肾不能藏精；苔白、脉虚皆为脾肾两虚之象。故投以补中
益气汤合六味地黄汤而达到益气养阴、脾肾并治，枸杞子、菊花
明目，达到标本兼治。

〔何若苹，徐光星，顾锡冬，等. 何任辨治疑难杂症经验.
中医杂志2010；51（1）：14－16〕

十二、益气养阴、化痰散结治瘿病

王某，女，40 岁，干部。1994 年 4 月 25 日初诊。

甲亢 1 年余。患者长期间断性服用甲巯咪唑（他巴唑）等西药治疗，效果不显。症见：乏力消瘦，心悸心烦，口干口渴，胸胁胀满，多汗易饥，爱生闷气。体征：形体消瘦（体重下降 5kg），恐惧面容，甲状腺中度肿大、柔软、光滑、无结节、无根，可随吞咽动作活动，手指颤抖，心率 126 次/分，律齐，双肺（−）。实验室检查：T3 40μg/mL，T4 141μg/mL。舌质红，脉弦细稍数。

西医诊断：甲状腺功能亢进。

中医诊断：瘿病。

辨证：气阴两虚，痰气郁结。

治法：益气养阴，化痰散结。

处方：生地黄 12g，沙参 30g，麦冬 20g，当归 15g，川楝子 12g，炙黄芪 30g，浙贝母 15g，玄参 15g，枸杞子 15g，昆布 15g，白芥子 10g，水蛭 3g，陈皮 10g。清水煎服，每日 1 剂，早、晚分温顿服，并令其停服他巴唑。

一个月以后再诊，心悸乏力、口干口渴、多汗明显改善，情绪较前好转，但时有饥饿感，夜间失眠，二便尚可，原方去陈皮，加炒酸枣仁 20g。

半个月后又诊，上述症状明显缓解，饥饿感消失，口腔有湿润感，心率 82 次/分，律齐，心脏各瓣膜听诊区未闻及病理性杂音，效不更法。

再过半个月来诊时，主诉已无不适，体重增加 4kg，复查 T3、T4 均正常。随访 2 年，病情稳定，未再复发。

按语：瘿病是指因饮食、水土失宜，七情内郁，气结痰凝，聚结于颈前所引起的以喉结两旁结块肿大为主要临床特征的一类疾病。古称"瘿气""瘿瘤""瘿病""瘿囊""影袋"。又有按证候分为石、肉、筋、血、气五瘿等名称。患者多因长期忿郁恼怒，或忧愁思虑，使气机郁滞，而使津液易于凝聚成痰，气滞痰凝，壅结颈前，则形成瘿病。《外科正宗》说："夫人生瘿瘤之证，非阴阳正气结肿，乃五脏瘀血、浊气、痰滞而成。"《杂病源流犀烛》曰："瘿瘤者，气血凝滞，年数深远，渐大渐长之证。"指瘿瘤的形成，与瘀血、浊气、痰浊凝滞有关，且生成时间较长，与甲状腺腺瘤特点极为符合。本案与气阴两亏，痰湿内聚，气机不畅，血脉不行，血滞为瘀，气、痰、瘀互结，循经上移，凝结颈部为瘤有关。治疗应益气养阴，化痰散结。方中生地黄、玄参、沙参、麦冬养阴清热；川楝子、陈皮、黄芪、枸杞子、白芥子、昆布、水蛭疏肝理气，化痰散结。因其方药对症，药到病除也。

〔苏春燕，徐小曼，刘玉姿，等. 解建国疑难顽怪病临证秘录. 北京：中国中医药出版社，2011〕

第十一节　在杂病中的应用

一、养阴润燥、清透虚热治内伤发热

王某，女，23 岁。2005 年 9 月 16 日初诊。

经常性出现低热、乏力 2 年。患者自述 2 年前，经常性出现低热、乏力，自服抗生素症状无明显好转。现症：经常性出现低热，面部潮红，体温在 36.7℃ ~ 36.8℃，午后明显，伴乏力、大便秘，余无明显不适。彩超示：脾大，12.5cm × 5.0cm；血常规示：WBC 3.2 × 10^9/L。形体偏瘦，面色少华；舌薄质淡绛，苔白，脉沉弦。

辨证：热入血室之阴虚发热。

治法：养阴清热。方拟青蒿鳖甲汤加减。

处方：当归 20g，鳖甲 20g，桃仁 15g，胡黄连 10g，青蒿 20g，槐花 10g，知母 20g，地骨皮 15g，茯苓 20g，沉香 10g，甘草 15g，银柴胡 25g，乌梅 5g。6 剂，水煎服，日 2 剂。

二诊：服药后，诸症减。舌薄质淡绛，苔白，脉沉细。效不更方，继以原方，加牡丹皮15g清热凉血。

三诊：患者间断服药3个月。2006年4月5日来诊自诉已无低热症状，饮食二便正常。彩超示：脾脏面积明显缩小，脾脏为12.0cm×4.2cm；血常规示：WBC 4.5×10^9/L。原方加连翘20g，嘱其继服6剂即可停药。

按语：患者反复低热已有2年余，每于入夜时分热势明显，伴乏力，经多项检查亦无法确诊，从中医来讲亦将之归于无名热类。李氏（李玉奇）临证60年，见此类病例不下50余例，对此病之诊断治疗独有一番体会。此证多见于年轻女性，每于感冒后余邪未清，热入血室，邪伏阴分而不出，每至阴阳交替之时邪正相争而出现发热症状。此证以自觉发热为主，且热势不高，从病之起因、发展、演变过程来看恰似《温病条辨》之青蒿鳖甲汤证。方中青蒿、鳖甲一出一入，清热透络，且独具引邪外出之功；银柴胡、胡黄连、地骨皮养阴清热，善治骨蒸；槐花、知母清热凉血；配以乌梅酸甘敛阴；茯苓、甘草健脾益气；桃仁、当归活血和血、化瘀散结。全方以清热凉血为法，意在养阴透热。

〔贺兴东，翁维良，姚乃礼. 当代名老中医典型医案集. 北京：人民卫生出版社，2009〕

二、滋阴清热、凉血养阴治内伤发热

陈某，女，2岁3个月。1991年9月6日初诊。

发热20余天，每天夜间10时至12时发热，体温38℃左右，纳差，偶尔干咳，二便调。舌质淡绛少苔，指纹青紫红。

诊断：小儿阴虚发热。

治法：滋阴清热，凉血养阴。

处方：生地黄5g，白芍3g，牡丹皮2g，沙参2g，西洋参1g，当归身2g，炙鳖甲3g，地骨皮3g，青蒿2g，甘草1g。3剂，水煎服。

二诊：9月10日。服药后诸症均减，体温36.4℃，食欲稍增，盗汗，舌质嫩红，苔薄少。继用原方加牡蛎1g、五味子0.3g调理。

按语：本案为小儿阴虚发热证。患儿诊于9月，发热20余天，适逢伏天，气候阴雨多湿，感受暑湿热之邪而致病。因病程缠绵日久，热邪伤阴，阴虚生内热，则见低热不退，夜间尤甚，五心烦热。内热迫津外泄则可见盗汗。舌质淡绛少苔、指纹青紫红，皆为阴虚火旺之象。治法为滋阴清热，凉血养阴。方用阴虚发热汤加减。方中地骨皮清退虚热；鳖甲滋阴潜阳；生地黄、牡丹皮以增养阴清热之力；白芍养血敛阴，多用于阴虚盗汗；西洋参益气养阴、清热生津，用于热伤气阴，《本草从新》谓其"补肺降火，生津液，除烦倦，虚而有火者相宜"，《药性考》谓其"补阴退热，姜制益气，扶正气"；沙参清热养阴；当归身补血力大，用于防治血虚助热；青蒿清透虚热、凉血除蒸、解暑截疟，多用于热病后期，低热不退，长于清透伏热，使热邪由阴分透出阳分，故可治疗热病后期，余热未清，伤阴劫液，低热不退，与鳖甲、牡丹皮同用，以奏养阴透热之功。如此调治，养阴而不助湿，化湿而不伤阴，邪去正复，使患儿在短期内获愈。

〔何金梅．刘云山儿科秘录．西安：陕西科学技术出版社，1995〕

三、养阴清热、疏肝理气治内伤发热

车某，女，30岁。2001年6月25日初诊。

月经后期伴夏季低热5年。患者自5年前因家事心情郁闷，出现月经后期，45天经行1次，经量中，色鲜红，5天净。5年来，每年夏季均自感内热，午后尤甚，测体温37.5℃～37.8℃，心烦不舒，神疲乏力，口干多饮，夜寐梦扰。舌质红，苔薄，脉细。

辨证：肝郁化热，阴虚阳盛。

处方：当归9g，川芎4.5g，鸡血藤15g，制香附12g，白术12g，白芍药12g，地骨皮12g，青蒿9g，知母9g，炙龟甲（先煎）18g，太子参 30g，金银花 9g，黄芩 9g，黄柏 9g，柴胡 9g，首乌藤 30g。

服用 7 剂后，低热消失，心烦亦止，睡眠转佳。再按上法治疗 2 个月后，月经周期正常，30～35 天一行。

按语：本案诊为内伤发热，中医辨证为阴虚肝郁证。因情志不遂致病，《女科经纶》引方约之所云："妇人以血为海。妇人从于人，凡事不得专行。每多忧思愤怒，郁气居多。书云，气行则血行，气止则血止。忧思过度则气结，气结则血亦结。又云，气顺则血顺，气逆则血逆。愤怒过度则气逆，气逆则血亦逆。气血结逆于脏腑经络，而经于是乎不调矣。"患者因情志失调，导致肝气郁结，肝失疏泄条达，血为气滞，血海不能按时满溢，引起月经周期错后，经量减少；肝气郁结，郁久化热，热邪伤阴，更兼暑热，外热引动内火，故每年夏季见午后低热；阴虚则阳盛，水不制火，虚火内炽，热扰心神，故夜寐梦扰；热灼津液，津亏液少，故口干多饮；肝郁脾虚，运化失司，水谷精微无以充养肢体，故神疲乏力。治疗时以养阴清热、疏肝理气之法，收效甚速。

〔张素. 养阴清热法治疗妇科杂病验案 3 则. 上海中医药杂志 2006；40（9）：50－51〕

四、滋阴清热、活血化瘀治阴虚夹瘀血低烧

患者黄某，女，18 岁，学生。

低烧 3 年。3 年前，劳动中不慎砸伤后，腰痛，此后自觉身热乏力，每天下午 4～6 点腋下体温 37.1℃～37.5℃。继之发热时间提前至中午开始并持续至晚 9 点左右。后又逐渐提前至早晨开始，发热持续 1 天。每日体温逐渐升高至 37.5℃～38.2℃。并经常腰痛，时有膝关节疼痛，久坐或走路过多或弯腰均可使腰痛加重，甚则痛引背部，右胸腹窜痛。自 15 岁月经初潮，经期时腹痛，但色、量正常。于 10 岁时患气管炎，否认其他病史。曾查血尿常规、血沉、抗"O"，行 OT 试验、胃液及十二指肠引

流、肝超声波检查等，均为正常。咽拭子培养：甲类链球菌和卡他球菌。3 年来，经用多种抗生素及其他中、西药治疗均未获效。于 1975 年 3 月 4 日来门诊就诊。于上午 10 时查其腋下体温为 37.6℃，舌苔薄白，脉细。

诊断：功能性低烧。

治法：投与柴芍地黄汤加减。

处方：生熟地黄各 12g，山药 9g，泽泻 9g，茯苓 12g，牡丹皮 9g，柴胡 15g，白芍 18g，肉桂（后下）3g。水煎服。

二诊：上方服用 6 剂，胸腹痛消失，腰痛减轻，体温降至 37.3℃~37.5℃，舌苔薄白，脉沉有力。先用复元活血汤加味，服 3 剂后，再用上方加五味子 4.5g，采先通后补之法。

处方：柴胡 6g，天花粉 9g，当归 9g，红花 9g，甘草 3g，炮穿山甲 6g，桃仁 6g，酒大黄 4.5g，旋覆花 9g，茜草 6g，青葱管 9g。先煎服 3 剂后，再服上方加五味子 4.5g，7 剂。

三诊：服前两方期间，体温曾 1 次升至 38.1℃，后又降至 37.2℃，此后体温经常在 37.4℃~37.8℃，腰腿疼痛，膝关节时痛，上楼后心慌。舌质变暗，左脉偏弦，投予桃红四物汤加味，以养血活血。

处方：桃仁 9g，红花 9g，当归 12g，川芎 6g，白芍 9g，生地黄 12g，旋覆花 9g，茜草 9g，青葱管 9g。水煎服，14 剂。

四诊：服药期间，因患急性肠炎停药数日，近日咳黄痰易咳出，呼吸时胸及头顶部时痛，只于晚间有低热，37.7℃左右，痛经已愈，腰痛消失，舌苔薄白，脉滑。改用秦艽鳖甲汤。

处方：鳖甲 12g，地骨皮 12g，银柴胡 9g，秦艽 9g，当归 9g，知母 6g，青蒿 6g，乌梅 6g。

五诊：服上方 14 剂后，下午一直未有发热，只于晚间体温偶有 37.4℃~37.5℃。近几日又稍有腰痛，腹右侧疼痛，蹲下后眼前发晕，舌苔薄白，脉象滑数。前方加牡蛎 12g、白芍 9g，鳖甲改为 18g，再服 7 剂，嘱隔日 1 剂，为善其后。

于 1975 年 9 月 21 日回访：自治疗后，低热逐渐痊愈，近 2

月来从未低热。

按语：本例患者为砸伤后腰痛发热，疼痛与发热并见，而发热的时间以午后及夜间为主，均为低热，究其病因，有外伤病史，当有瘀血。《伤寒全生集·辨内伤瘀血证发热状类伤寒》谓："凡跌仆损伤，或被人踢打，或物相撞，或致挫闪，一时不觉，过至半日或一二三日而发者有之，十数日或半月一月而发者有之。一般寒热交作，其心胸胁下小腹满痛，按之手不可近者，此有瘀血也。或一时伤重，就发寒热，瘀血上冲，则昏迷不醒如死之状，良久复苏。轻则当归导滞汤，重则桃仁承气汤加苏木、红花、牛膝、桔梗、姜汁，量其元气，下瘀血则愈。"又有阴虚之证。《证治汇补·阴虚发热》谓："有劳心好色，内伤真阴，阴血既伤，阳气独盛，发热不止，向晚更甚，或饮食如常，头胀时作，脉洪数无力，视其舌大而色赤者，阴虚也。"根据四诊辨证论治，属于阴虚血瘀，故其治疗，先通后补，始则滋阴兼活血化瘀，继予补虚而愈。

〔陈可冀．岳美中医学文集．北京：中国中医药出版社，2000〕

五、益气养阴、清热开窍治中枢性高热

患者，女，60 岁。2005 年 3 月 5 日由急诊入院。

昏迷、左侧肢体瘫痪 1 小时。查体：体温 38℃，呼吸 24 次/分，脉搏 100 次/分，血压 150/90mmHg，深昏迷状态，两瞳孔缩小，直径 1.5mm，对光反射迟钝，右鼻唇沟变浅，口角左歪，双肺呼吸音清，未闻及干啰音，心律齐，心率 100 次/分，腹软，双下肢不肿，全身肌张力增高，四肢肌腱反射（+++），双侧巴宾斯基征（+）。头颅 CT 示：左枕叶大面积脑梗死。诊断：左枕叶大面积脑梗死。患者入院后一直深昏迷状态，次日出现高热，体温持续在 39℃ ~ 41℃；查血常规示：WBC 7.6×10^9/L，中性粒细胞 0.73，淋巴细胞 0.23；查肝肾功能均正常。发热后连续 3 天留取标本做血培养，结果回报均未见细菌生长。治疗用

药：20% 甘露醇 250mL 加压静脉点滴，6 小时 1 次；醒脑静 40mL 静脉点滴，每日 1 次。应用达力欣预防感染，补充水及电解质，同时应用冰帽冰床物理降温。住院第 2 天，加服安宫牛黄丸溶水鼻饲，日 1 丸，连用 3 天，病情仍未好转，体温持续在 40℃ 左右。3 月 9 日，患者依然持续高热，神志不清，躁动不安，全身微汗，大便 2 日未行，舌边色红，苔不能察，脉右弦大滑数，重按无力，左细滑数而略沉。

辨证：此为热扰心包、气阴两虚之象。

治法：给予益气养阴、清热开窍之中药。

处方：人参 20g，麦冬 100g，沙参 100g，五味子 10g，羚羊角粉（冲服）0.3g，石菖蒲 10g，青蒿 30g，柴胡 30g，茯苓 20g，熟大黄 3g。水煎。

患者鼻饲 1 剂后体温降至 39℃，次日在上方基础上加地骨皮 15g、远志 6g、黄连 10g。第 3 日体温降至 38℃，又继服 3 剂，体温降至正常。其后 1 周，患者经用清心开窍中药，逐渐清醒。

按语：本案患者此次发病为急性大面积脑梗死，发热与发病有明显相关性，并已排除其他系统的感染，且应用抗生素无效，所以确诊为中枢性高热。属中医中风之中脏腑，辨证为气阴两虚证。中风的病变部位，根据《素问·调经论》气血并逆之说，结合《素问·玉机真脏论》"春脉如弦……其气来实而强，此谓太过……太过则令人善忘，忽忽眩冒而巅疾"，可见中风病变的部位在头部。在病因方面，《内经》记载很多，如《灵枢·刺节真邪》云："虚邪偏客于身半，其入深，内居营卫，营卫稍衰，则真气去，邪气独留，发为偏枯。"本案邪热炽盛，内扰心神，致高热神昏，但该患者年老体衰，正不敌邪，邪热迅速内传，煎灼营阴，同时壮火食气，气分亦伤，又因阴血不足，气无所依附，耗散亦甚，终致气阴两伤，成此本虚标实之证。治疗急以重剂之人参、沙参、麦冬益气养阴，以救固根本，同时辅以羚羊角粉、青蒿、柴胡、石菖蒲等药物兼以清热息风、醒神开窍、祛其实邪，故能 3 天退其高热，并于 1 周清醒。

〔王绍华，杨国华．重剂益气养阴清心中药治疗中枢性高热的体会．北京中医 2006；25（10）：617-618〕

六、滋阴清热、养血安神治汗证

李某，男，55 岁。2006 年 2 月 13 日初诊。

汗多 10 余年，加重 3 年。10 余年来汗多，尤其活动或遇热后为甚，汗出如水，伴乏力气短。症见：自觉发热，夜间睡眠汗出亦多，影响睡眠，噩梦多，心悸，五心烦热，伴腰酸耳鸣，肝区隐痛，足跟疼痛，双手麻、刺痛。舌质紫暗，苔白而干，脉细缓。

诊断：阴血虚少、郁热内扰之自汗。

治法：滋阴清热敛汗，养血安神除烦。方拟酸枣仁汤。

处方：炒酸枣仁 60g，生地黄 15g，知母 12g，牡丹皮 12g，川芎 12g，茯苓、茯神各 15g，生龙骨 30g，生牡蛎 30g，桑叶 15g，仙鹤草 30g。3 剂，日 1 剂，水煎服。

复诊：服药后，汗出仍多，心悸，五心烦热，夜眠较前改善。原方加茯苓、茯神之量，以安神宁心、利水止汗，加百合养阴清心安神。

又服 4 剂，汗出减，效不更法，方药略有增加。连服 10 剂后，汗出之势已减，仅有微汗出。

按语：此案系自汗兼盗汗之重证，虽多方诊治如故。此因患者汗出多年不愈，气血阴精为之大伤。气虚则气短乏力；卫表不固则动则汗出如水；"汗为心之液"，汗多则心血虚少；心神失养，失眠心悸；血虚则肝络失养，右胁隐痛；肝血不足，肝气易郁，郁久化火，内扰神魂而夜多噩梦；气血虚少无以化精，肾精不足则腰酸耳鸣，足跟疼痛；五心烦热及盗汗均为阴虚内热之象；气血虚少，血脉滞涩不利而双手麻木刺痛，舌质紫暗。症状虽纷多杂乱，但其病机之眼乃心肝气阴两亏，血虚郁热，故治宜滋阴清热敛汗，养血安神除烦。方选酸枣仁汤加减并妙伍桑叶及仙鹤草。如此重证能取得佳效，其剂量是本案的重要原因，酸枣仁益肝补阴养血，清肝胆虚热，宁心安神敛汗，用60g作为主药，且茯苓、茯神均重用。

〔贺兴东，翁维良，姚乃礼. 当代名老中医典型医案集·内科分册（下册）. 北京：人民卫生出版社，2009〕

七、补阴养血、清降相火治火证

朱丹溪治疗一妇女，患者心中发热如火烧一般，火下移入小肠，引起小便急迫，大便亦随时出，这种症状持续了三年，三年间不停求医治疗。此患者脉象滑数，实为心火旺盛，下传至小肠经，应以滋阴补血、降火宁神法治疗，以四物之地黄、芍药、当归、川芎四药加炒黄连、黄柏、小茴香、木通等药物补阴养血，清降相火，导火从小便而出，如此服用四剂即可达到宁心安神降火目的。

按语：本例患者为一妇女，心中一直有热，相火妄动，而传入小肠，以致小肠分清泌浊之功能亢进所致。朱丹溪所提出的"气有余便是火"，其实质是相火妄动致脏腑功能活动亢盛而表现为阳热有余。其所言之火证也是指相火妄动之表现："诸热瞀瘛、暴喑冒昧、躁扰狂越、骂詈惊骇、胕肿疼酸、气逆冲上、禁栗如丧神守、嚏呕疮疡、喉痹、耳鸣及聋、呕涌溢食不下、目昧不明、暴注、暴疠、暴死、五志七情过极，皆属火也。"由此可见，火之为病相当广泛。丹溪对相火论所致的内火，创滋阴降火之法，其代表方剂为大补阴丸。丹溪认为，阴虚和火旺是密切相关的，是一个问题的两个方面，阴虚必然导致火旺，而火旺又必然导致阴液更伤。相火妄动，导致脏腑功能活动亢进，而形成阳热有余之火证，而此火为贼邪，易损阴精，故丹溪治疗此证之特点，补阴必兼泻火，而泻火也即补阴，滋阴与泻火，只根据症状表现不同而用药不同，故说"有泻火补阴之功"。在具体用药上，泻火则用知母、黄柏等，补阴则有补阴精与补阴血之分。凡阴虚而相火妄动宜用大补阴丸，阴血虚而相火妄动用四物汤加知、柏。故用四物补阴养血，黄连、黄柏清相火，木通导热从小便而出，小茴香温散，入下焦，亦取反佐之意。此方实现了朱氏治火证三法：实火当泻、虚火当补、郁火当发。诸药相合，既清妄动之实火，又补阴血，稍佐温散以防冰伏邪热，颇合证情，故能四剂而安。

〔俞震．古今医案按．北京：中国中医药出版社，2008〕

八、养阴生津、清热解毒治伏暑

陈芝田仲夏患感，诸医投以温散，延至旬日，神昏谵妄，肢搐耳聋，舌黑唇焦，囊缩溺滴，胸口隐隐微斑。孟英诊之，脉细数而促，曰：阴亏热炽，液将涸矣，用西洋参、元参、生地、二冬、知柏、楝实、石斛、白芍、甘草梢、银花、木通、犀角、石菖蒲大剂投之。次日其家人云，七八日来小溲不过涓滴，昨服药后约六七个时辰解得小溲半杯。孟英曰：此即转机也。然阴气枯竭，甘凉濡润不厌其多，于前方再加龟板、鳖甲、百合、花粉，大锅煎之，频灌勿歇。如是者八日，神气始清，诸恙悉退，纯用滋阴之药，调理匝月而瘥。孟英尝云，温热液涸神昏，有投犀角、地黄等药至十余剂，始得神清液复者。（引自《王氏医案绎注》）

按语：本案诊为伏暑，中医辨证为热邪入营证。《温病条辨》卷一："长夏受暑，过夏而发者，名曰伏暑。"《杂病源流犀烛》卷十五："伏暑症，暑久伏病也……若热毒之气既已受之，或为些小风寒所固，此毒遂渐渐入内，伏于三焦肠胃之间，或秋或冬，久久而发，此暑毒伏于人身之内。"患者仲夏患感，延至旬日，出现神昏谵妄，隐隐微斑的症状，此为失治误治，导致患者病情加重，根据卫气营血辨证理论，此因热邪深入营分所致；出现舌黑唇焦，囊缩溺滴，此为阴津枯竭之征；肢搐耳聋，此为肝风内动所致。王孟英根据患者出现的症状，诊为营分病证，治以养阴生津，配以清热解毒、清化痰热、息风、开窍诸法，根据病情轻重分清主次，依缓急选择使用。此病案已舌黑唇焦、溺滴囊缩，津精有立竭之虞，邪热鸱张，火势燎原，故救液养阴为第一要事，而以清热解毒、息风开窍佐之。方中西洋参、元参（玄参)、生地黄、二冬、石斛、白芍、甘草梢、知母甘凉濡润，大剂投之以养阴生津；配合黄柏、犀角、金银花、石菖蒲、木通等苦寒咸寒，泄热解毒、开窍豁痰。服后小便渐多，是病之转机处，阴津有渐复之机，得力于甘凉濡润、苦寒咸寒、沃焦救焚之功。乃助以天花粉、百合之生津化痰；龟板、鳖甲之填精潜阳息风。以大锅煎熬，频灌勿歇，添得一分阴津，便多得一分生机。

〔高伟. 王孟英神昏医案研究. 北京中医药大学硕士学位论文，2006〕

九、滋肾平肝、开窍通络治味觉丧失

吕某，男，78 岁。2000 年 6 月 27 日初诊。

味觉丧失 3 年。3 年前突然食不知味，检查头颅 CT 示：大脑基底节区腔隙性脑梗死；脑电图正常。既往有高血压及糖尿病病史，平素性情易急躁。曾在某中医院治疗无效，遂求诊杨氏（杨少山）。诊见：患者神志正常，颧红，视物模糊，耳鸣，无口眼歪斜，伸舌居中，口干，纳食无味觉，睡眠差，大便秘结。舌红中有裂纹，苔少，脉细。血压 130/80mmHg。

辨证：肾阴亏虚，阴虚火旺，津不上承，脉络不通。

治法：滋肾平肝泻心，开窍通络。

处方：天麻（先煎）、麦冬、绿萼梅、炒僵蚕各 10g，沙参、炒酸枣仁、枸杞子各 30g，太子参、丝瓜络、生地黄、炒谷芽、炒麦芽、石斛、钩藤、白芍各 15g，炙甘草 5g，炒黄连 3g，石菖蒲、佛手各 6g。日 1 剂，水煎服。

服 14 剂，口干、视物模糊、耳鸣均减轻，睡眠、纳食较前明显改善，大便仍不畅，守方加火麻仁 12g。续服 21 剂。

复诊：纳食时对咸味已有味觉，仍腰酸，舌、脉同前。守方，太子参加至 30g，加炙龟甲、炒杜仲各 15g。

续服 2 月，味觉恢复，纳食、二便、睡眠均正常。巩固治疗1 月。随访 4 年未复发。

按语：杨氏认为，味觉丧失症治疗当从心、脾、肝、肾，而以肾为本。心主血脉，开窍于舌，心之气血与舌相连；脾主运化水谷精微，开窍于口，在液为涎，口腔润泽赖于涎水保护；肾为先天之本，内藏真阴真阳，在液为唾，唾为肾精所化，与涎同为口津，而滋养口舌；肝藏血，主疏泄，体阴而用阳，肝脉系于舌本，且肝肾同源，互为滋养。本例患者年逾花甲，素体肾阴亏虚，水不涵木，肝阳上亢，心火上炎，致元气亏损，故头晕耳鸣、腰酸、视物模糊、口干、便秘、寐差；阴虚火旺，津不上承，炼液为痰，致气血受损，局部脉络不通，故味觉缺失；舌红无津、碎裂少苔、脉细数，皆为阴虚火旺之象。杨氏应用养阴法，滋肾阴、平肝火、泻心火、益元气为主，恢复心、脾、肝、肾生理功能，故味觉丧失得以治愈。

〔李航，杨少山．杨少山应用养阴法治疗疑难杂症验案 4 则．新中医 2007；(1)：62 - 64〕

十、养阴平肝、祛风化痰治惊风

俞某，男，12 岁。1999 年 9 月 17 日初诊。

双肩脚抽动伴奇特叫声 3 年。患儿 3 年前开始出现双肩脚抽动，并有眨眼、点头、耸鼻、歪颈，喉间时发出奇特叫声，上课注意力不集中。曾行脑电图、头颅 CT 检查，结果均正常，多间医院均诊为"抽动秽语综合征"。曾服盐酸苯海索、氟哌啶醇 2 年余，症状时轻时重，半年前停药。平素易鼻出血、口腔溃疡，性情急躁易怒。诊见：两眼频眨，时有耸鼻、点头、肩脚抽动及口中叫声，口干，大便 3 天未解，纳呆，寐差，盗汗。舌红，苔薄白，脉弦细。

辨证：阴虚阳亢，肝风内动，痰火阻络。

治法：养阴平肝、祛风化痰通络。

处方：天麻（先煎）、桑叶、蝉蜕、佛手各 6g，枸杞子、钩藤、白芍、太子参、炒酸枣仁、石斛各 15g，炒僵蚕、丝瓜络、生地黄、炒谷芽、炒麦芽、绿萼梅各 10g，石菖蒲 5g，生甘草 3g，炒黄连 2g。日 1 剂，水煎服。

连服 1 月，诸症均减，守方去甘草易炙甘草 3g，去桑叶、蝉蜕，加炙鳖甲、炙龟甲各 15g，龙骨 12g，枸杞子 20g。续服半年而愈。随访 5 年未复发。

按语：抽动秽语综合征据其表现应属中医学"筋惕肉瞤""惊风"等范畴。杨氏（杨少山）根据"诸暴强直，皆属于风""诸风掉眩，皆属于肝"的理论，将其列入肝风范畴。并指出病位主要在肝、肾，病机为肾阴亏虚，肝阳上充化风，风痰流窜。肾为水脏，为先天之本，主藏精；肝为刚脏，主藏血，体阴而用阳。生理上肝之筋膜须赖肾水濡养；且肾水充足，肝肾之相火方不致妄动。然小儿乃纯阳之体，肾常不足，肝常有余，如恣食肥甘辛辣厚味，或学习压力大、精神紧张等，可导致相火妄动，加重阴精亏虚，故患儿多有脾气倔强、急躁易怒、睡眠欠佳、盗汗、大便干结等症；肾阴亏损，水不涵木，肝阳上亢化风则出现抽搐等风胜则动的病理现象；"高巅之上，唯风可到"，故出现眨眼、耸鼻、歪颈、点头等头面肌肉抽动症；肝火灼津为液，炼液为痰，阻滞气血，故喉间发出奇特叫声。杨氏临证根据标本同治原则，以滋肾水、息肝风、平肝阳，佐以化痰之剂治愈本病。

〔李航，杨少山. 杨少山应用养阴法治疗疑难杂症验案 4 则. 新中医 2007；（1）：62 - 64〕